STATISTIQUE

MÉDICO-CHIRURGICALE

DE LA

CAMPAGNE D'ITALIE EN 1859 ET 1860

PARIS. — IMPRIMERIE DE COSSE ET J. DUMAINE, RUE CHRISTINE, 2

STATISTIQUE

MÉDICO-CHIRURGICALE

DE LA

CAMPAGNE D'ITALIE EN 1859 ET 1860

SERVICE DES AMBULANCES

ET DES HOPITAUX MILITAIRES ET CIVILS

PAR

LE Dr J.-C. CHENU

MÉDECIN PRINCIPAL D'ARMÉE

EN RETRAITE

OFFICIER DE LA LÉGION D'HONNEUR

ATLAS

PARIS

LIBRAIRIE MILITAIRE DE J. DUMAINE, ÉDITEUR DE L'EMPEREUR

RUE ET PASSAGE DAUPHINE, 30

L. HACHETTE ET Cie | VICTOR MASSON ET FILS

BOULEVARD SAINT-GERMAIN, 77 | PLACE DE L'ÉCOLE-DE-MÉDECINE, 17

1869

TABLEAU

des signes conventionnels

Campagne de l'Empereur Napoléon III en Italie.

Rapport Médico-Chirurgical.

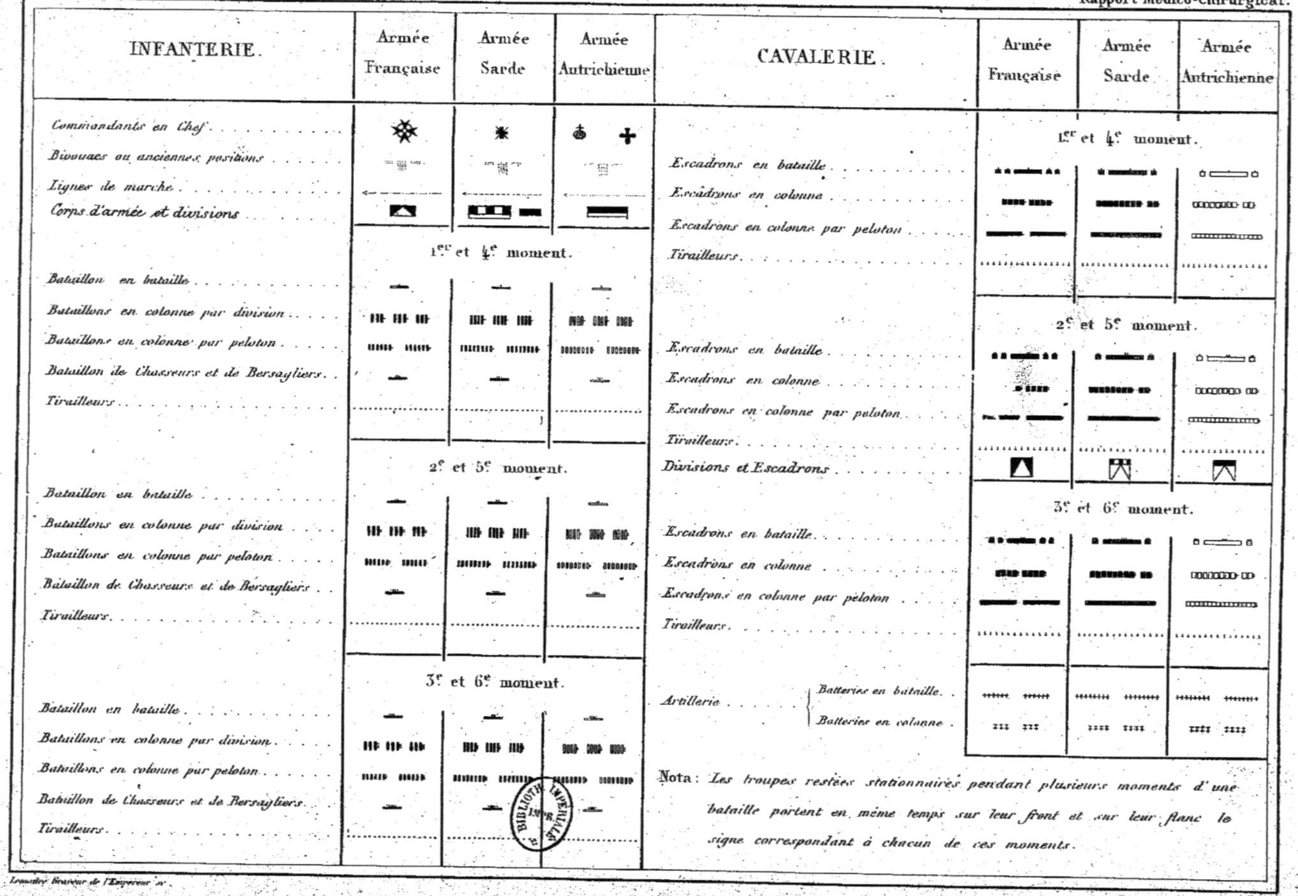

INFANTERIE.	Armée Française	Armée Sarde	Armée Autrichienne
Commandants en Chef			
Bivouacs ou anciennes positions			
Lignes de marche			
Corps d'armée et divisions			
	1er et 4e moment.		
Bataillon en bataille			
Bataillons en colonne par division			
Bataillons en colonne par peloton			
Bataillon de Chasseurs et de Bersagliers			
Tirailleurs			
	2e et 5e moment.		
Bataillon en bataille			
Bataillons en colonne par division			
Bataillons en colonne par peloton			
Bataillon de Chasseurs et de Bersagliers			
Tirailleurs			
	3e et 6e moment.		
Bataillon en bataille			
Bataillons en colonne par division			
Bataillons en colonne par peloton			
Bataillon de Chasseurs et de Bersagliers			
Tirailleurs			

CAVALERIE.	Armée Française	Armée Sarde	Armée Autrichienne
	1er et 4e moment.		
Escadrons en bataille			
Escadrons en colonne			
Escadrons en colonne par peloton			
Tirailleurs			
	2e et 5e moment.		
Escadrons en bataille			
Escadrons en colonne			
Escadrons en colonne par peloton			
Tirailleurs			
Divisions et Escadrons			
	3e et 6e moment.		
Escadrons en bataille			
Escadrons en colonne			
Escadrons en colonne par peloton			
Tirailleurs			
Artillerie — *Batteries en bataille*			
Artillerie — *Batteries en colonne*			

Nota : *Les troupes restées stationnaires pendant plusieurs moments d'une bataille portent en même temps sur leur front et sur leur flanc le signe correspondant à chacun de ces moments.*

Lemaître Graveur de l'Empereur sc.

Mangeon Impr. à Paris.

J. DUMAINE Libraire Éditeur de L'EMPEREUR

Rue et Passage Dauphine 30.

CROQUIS D'UNE PARTIE DE L'ITALIE SEPTENTRIONALE

Pour suivre les mouvements des armées pendant la campagne de 1859.

TURIN
VARESE
COME
SONDRIO
BERGAME
SALO
RIVA
ARCO
TRENTE
ROVEREDO
IVREE
Turbigo
NOVARE
Magenta
MILAN
MONZA
VERCEIL
Palestro
VIGEVANO
MORTARA
Melegnano
LODI
BRESCIA
Tre Ponti
Peschiera
Solferino
Volta
Villafranca
VERONE
VICENCE
LONIGO
COLOGNA
MONTAGNANA
ESTE
CASALE
PAVIE
Belgiojoso
CRÉMONE
Pizzighettone
MANTOUE
Montebello
VOGHERA
PLAISANCE
ASTI
ALEXANDRIE
TORTONE
NOVI
ALBA
ACQUI
CASALMAGGIORE
GUASTALLA
Po Fl.
BADIA
LENDINARA
ROVIGO
PARME
REGGIO
FERRARE
GÊNES
Golfe de Gênes

—— Voies ferrées.
- - - Routes.

Echelle 1/800 000

Gravé par Erhard, r. Bonaparte 42. Paris.

J. Dumaine Libr. Editeur de l'Empereur.
Rue et Pas. Dauphine 30.

Paris, Imp. Lemercier, r. de Seine 57.

Pl. 2

Campagne de Napoléon III.

SAVOIE _ LE MONT CENIS.

Rapport Médico-Chirurgical.

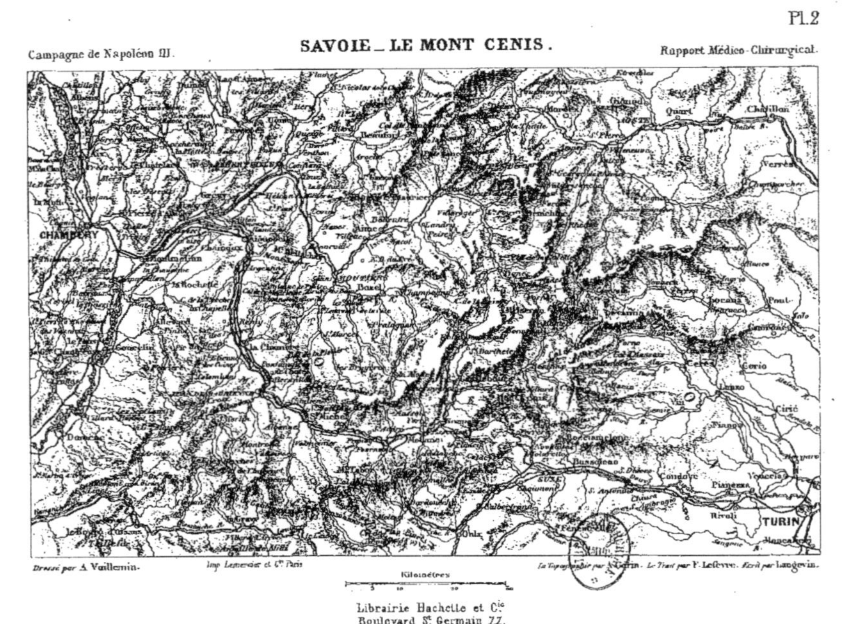

Dressé par A. Vuillemin. Imp. Lemercier et Cie Paris. La Topographie par Gérin. Le Trait par F. Lefèvre. Écrit par Langevin.

Librairie Hachette et Cie
Boulevard St Germain 77.

Pl. 3

TURIN

Campagne de Napoléon III

Rapport Médico-Chirurgical

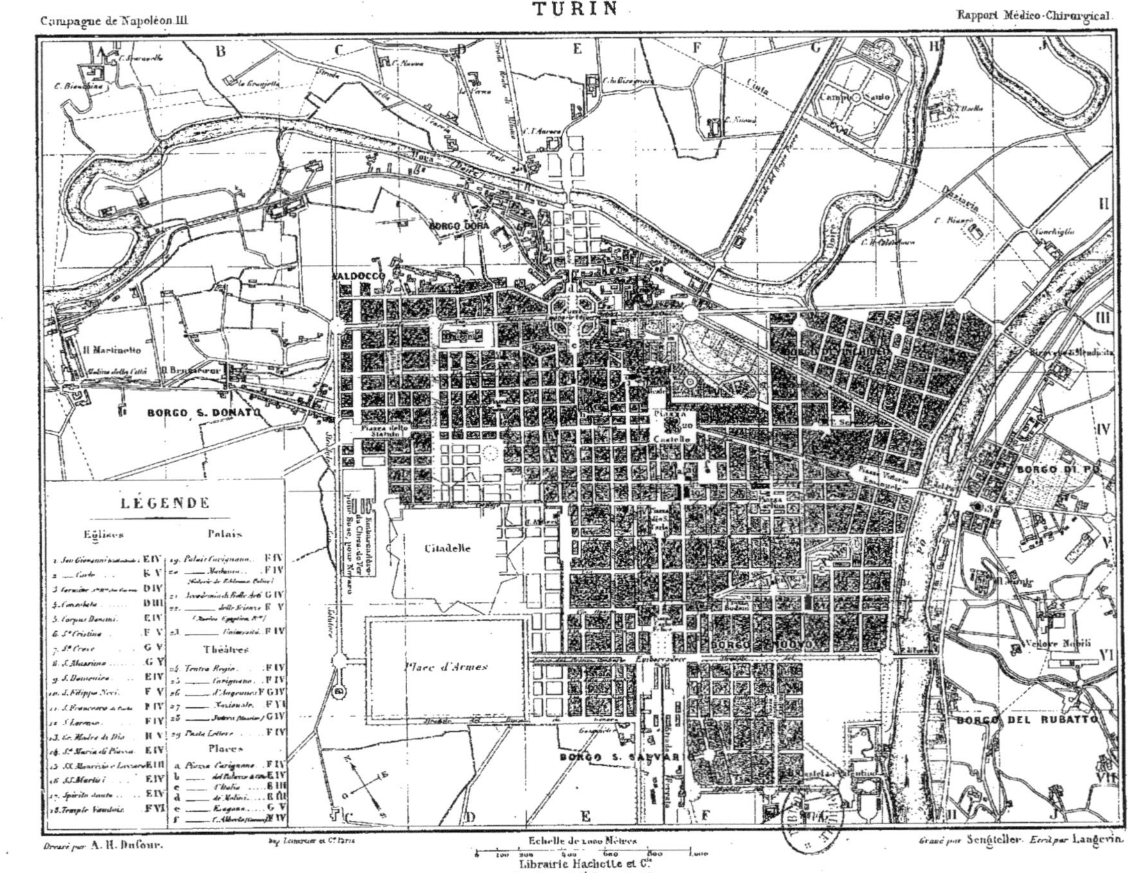

Dressé par A. H. Dufour.

Gravé par Sengteller. Écrit par Langevin.

Echelle de 1000 Mètres

Librairie Hachette et Cie

Boulevard St Germain 77.

Pl. 4

Campagne de Napoléon III. | LA CORNICHE ET LES ALPES MARITIMES | Rapport Médico-Chirurgical.

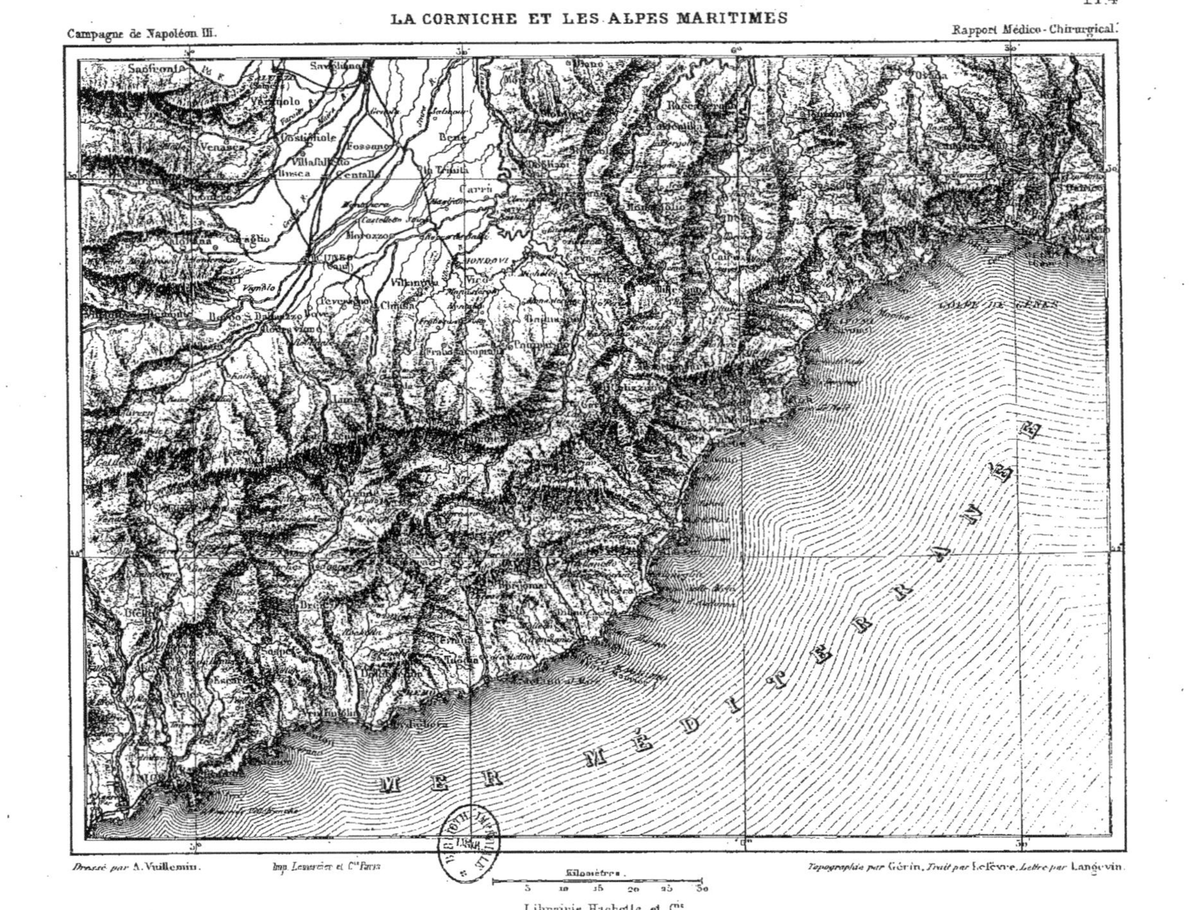

Dressé par A. Vuillemin. Imp. Lemercier et Cie Paris. Topographie par Gérin, Trait par Lefèvre, Lettre par Langevin.

Librairie Hachette et Cie,
Boulevard St Germain 77.

Campagne de Napoléon III. | Rapport Médico-Chirurgical.

GÊNES

PORTO

Molo Nuovo

Molo Vecchio

S. Pier d'Arena

Lanterna

Madonna della Salve

LÉGENDE

Églises

1. S. Lorenzo (Cathédrale) … F IV
2. S. Ambrogio … G IV
3. Annunziata … E II
4. Francesco di Paola … D II
5. S. Giorgio … F IV
6. S. Luca … F III
7. Sta. Mta. di Carignano … G V
8. ——— Consolazione … H IV
9. ——— delle Scuole Pie … F IV
10. S. Matteo (St. Mathieu) … G IV
11. S. Sebastiano … G III
12. S. Siro (St. Cyr) … F III
13. S. Stefano (St. Étienne) … H IV

Palais et Établiss.ts publics

14. Palazzo Ducale (Palice) … G IV
15. ——— Reale (Durazzo) … E II
16. Università … E II
17. Accademia di Belle Arti … G IV
18. Loggia di Banchi (Bourse) … F III
19. Poste aux Lettres … G III

Palais particuliers

20. Palazzo Brignole Sale … F III
21. ——— Balbi … E II
22. ——— Pallavicini … G III

Théâtres

23. Teatro Carlo Felice … G IV
24. ——— S. Agostino … G V
25. ——— Apollo … G IV

Places

26. Piazza dell'Acqua Verde … D II
27. ——— dell'Annunziata … E II
28. ——— de Ferrari … F II
29. ——— Carlo Felice … G IV
30. ——— Banchi … F IV
31. ——— di Carignano … G V
32. ——— delle Erbe … I II
33. ——— delle Brignole … I III
34. ——— S. Lorenzo … F IV
35. ——— del Molo … F IV
36. ——— Fontane Amorose … G III

Hôtels

a. d'Italie … E III
b. 4 Nazioni … E III
c. di Londra … E III
d. la Villa … F III
e. Croce di Malta … F III
f. Feder … F III
g. di Francia … F IV

Dressé par A. H. Dufour. — Imp. Lemercier et Cie Paris. — Gravé par Sengteller. Écrit par Langevin.

Échelle de 1000 Mètres

0 100 200 300 400 500 600 700 800 900 1000

Librairie Hachette et Cie
Boulevard St. Germain 77.

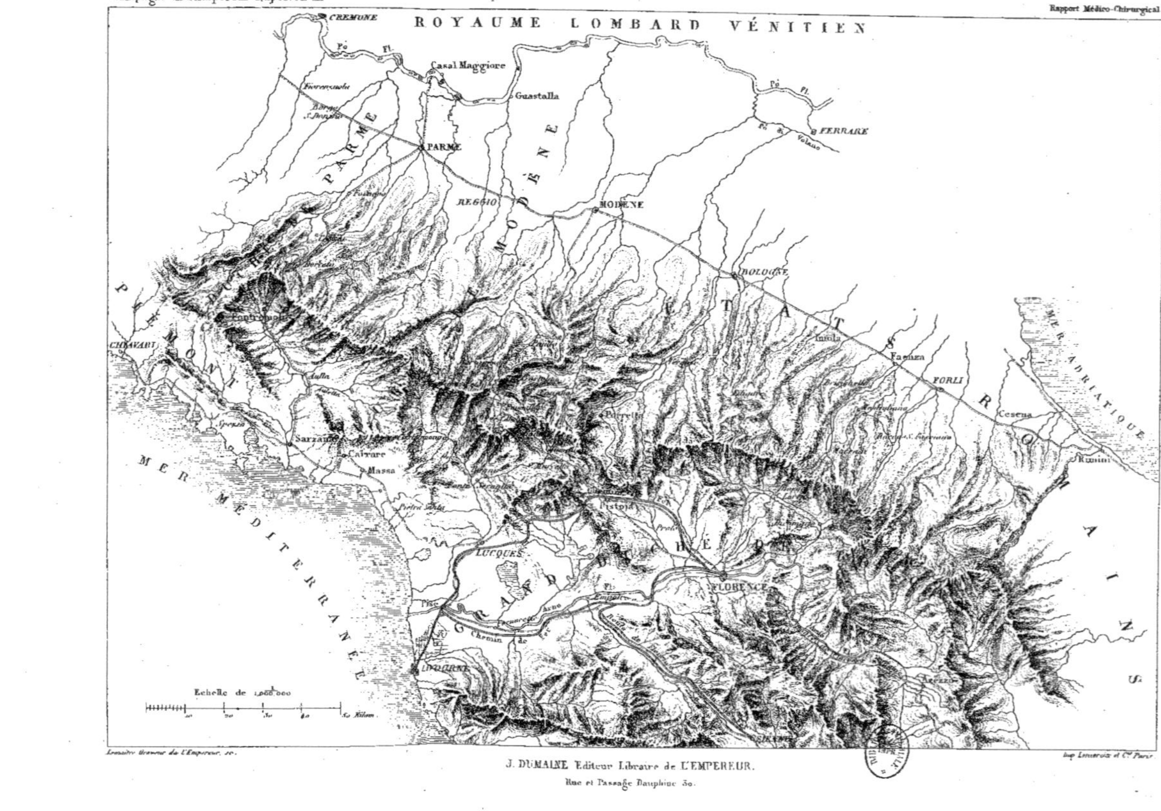

CROQUIS D'UNE PARTIE DE L'ITALIE CENTRALE
Pour servir à l'intelligence des opérations du 5me Corps
Campagne de l'Empereur Napoléon III
Pl. 6
Rapport Médico-Chirurgical.
ROYAUME LOMBARD VÉNITIEN
CREMONE
Pô Fl.
Casal Maggiore
Guastalla
FERRARE
PARME
PARME
MODÈNE
REGGIO
MODENE
BOLOGNE
ÉTATS ROMAINS
PIÉMONT
CHIAVARI
Spezia
Sarzana
Massa
Imola
Faenza
FORLI
Cesena
Rimini
MER ADRIATIQUE
MER MÉDITERRANÉE
LUCQUES
Pistoia
Pisa
FLORENCE
GRAND DUCHÉ
LIVOURNE
Arno
Chemin de fer
Echelle de 1/1.000.000
10 20 30 40 50 Kilom.
J. DUMAINE Editeur Libraire de L'EMPEREUR.
Rue et Passage Dauphine 30.

POSITIONS DU 29 AVRIL N° 1.

Gravé par Kautz. Paris. Lith. Lemercier.

J. Dumaine Libraire Editeur de l'Empereur
Rue et Passage Dauphine 30.

Pl. 8

Campagne de Napoléon III | POSITIONS DU 29 AVRIL. N° 2. | Rapport Médico-Chirurgical.

MILAN
Magenta
Abbiategrasso
Binasco
Bereguardo
Pavie
Vigevano
Mortara
Garlasco
Gravellona
Vespolate
Trecate
Palestro
Verceil
Casale
Balzola
Mede
Lomello
Pieve del Cairo
Valenza
Alexandrie
Montebello
Voghera
Tortone
Novi
Asti
Alba
Turin
Chivasso
Cavaglia
Santhia
Po Fl.
Tanaro Fl.
Scrivia F.
Baltea R.
Agogna F.
Stafora T.
Orco T.
Belbo T.

Gravé par Kautz. | J. Dumaine Libraire Éditeur de l'Empereur Rue et Passage Dauphine 30. | Paris. Lith. Lemercier.

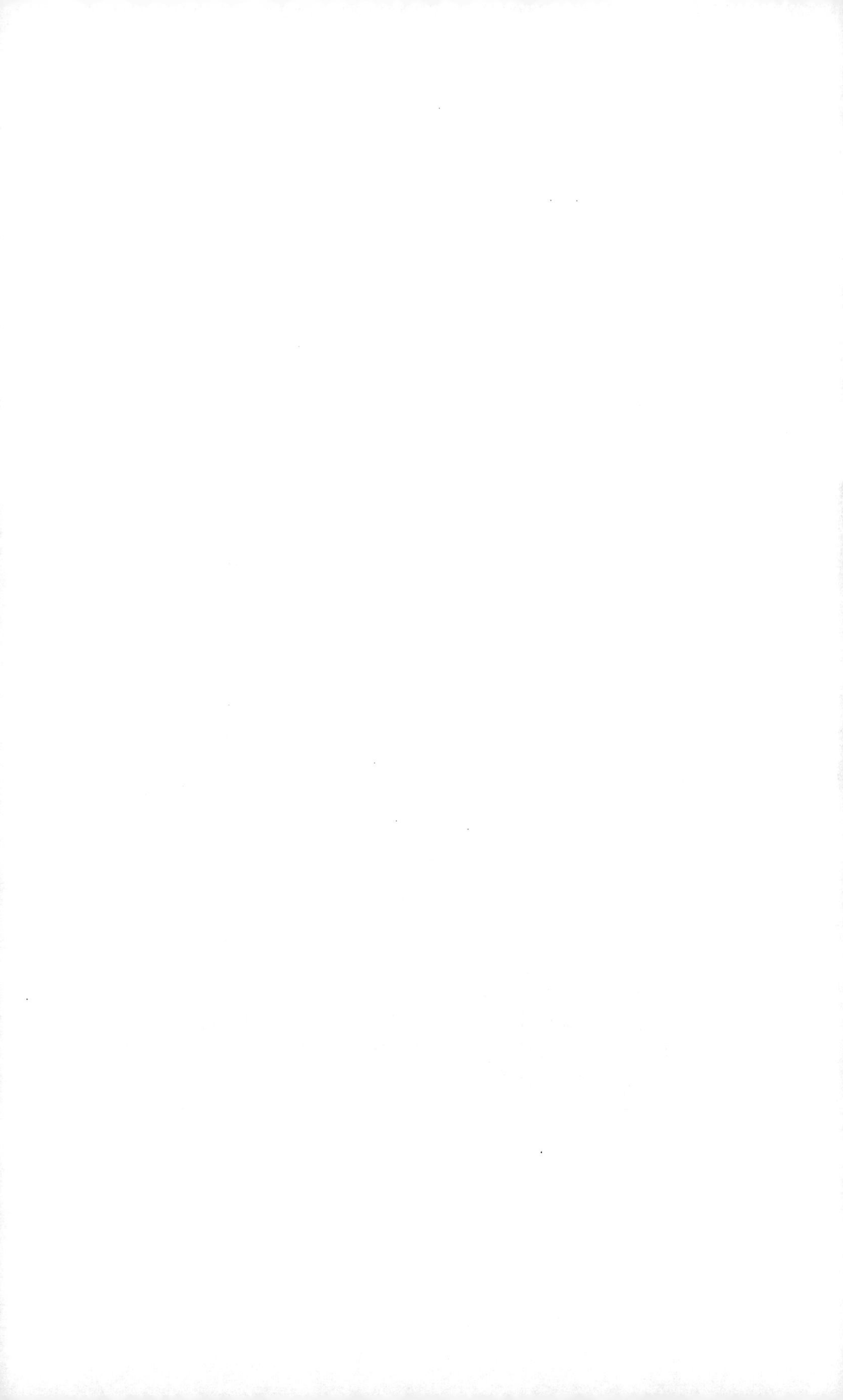

POSITIONS DU 30 AVRIL_N°1.

Gravé par Kautz.

Paris. Lith. Lemercier.

J. Dumaine Libraire Editeur de l'Empereur.
Rue et Passage Dauphine 30.

Campagne de Napoléon III — POSITIONS DU 30 AVRIL _ N° 2. — Rapport Médico-Chirurgical.

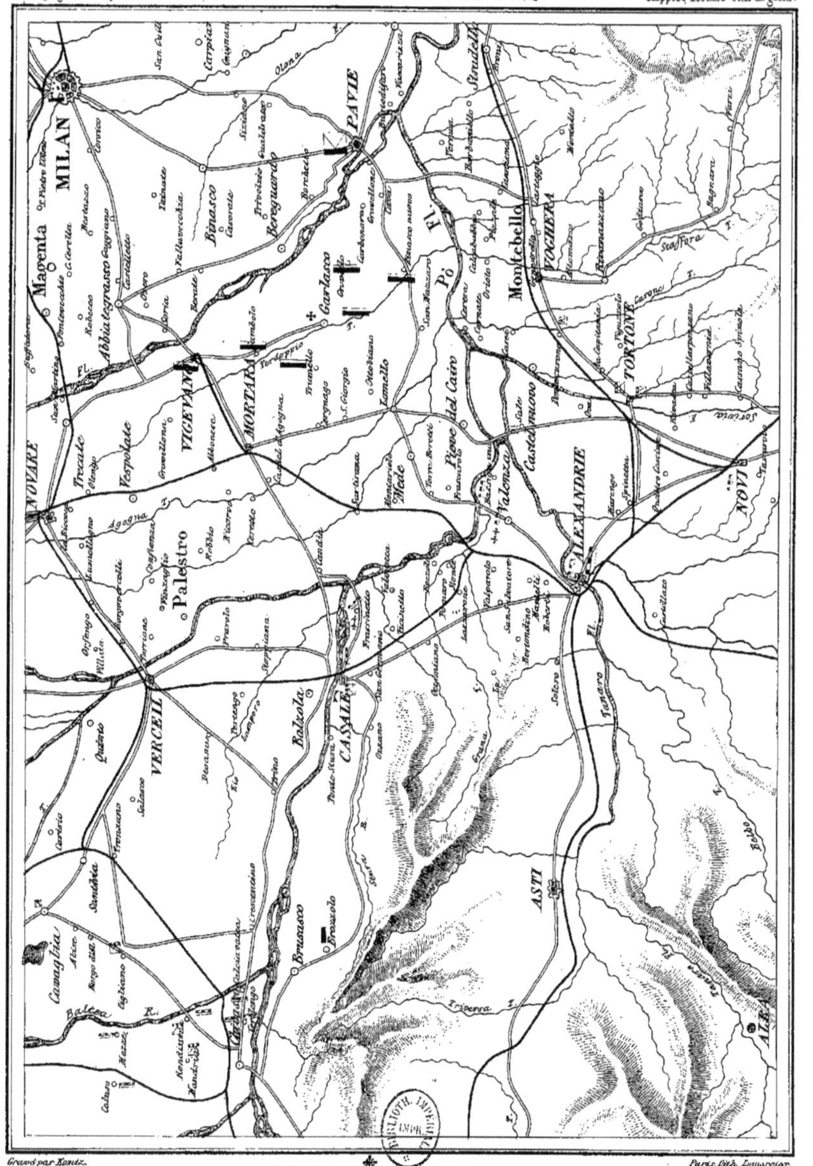

Gravé par Kautz. — J. Dumaine Libraire Éditeur de l'Empereur, Rue et Passage Dauphine 30. — Paris. Lith. Lemercier.

Campagne de Napoléon III. POSITIONS DU 1er MAI. Rapport Médico-Chirurgical.

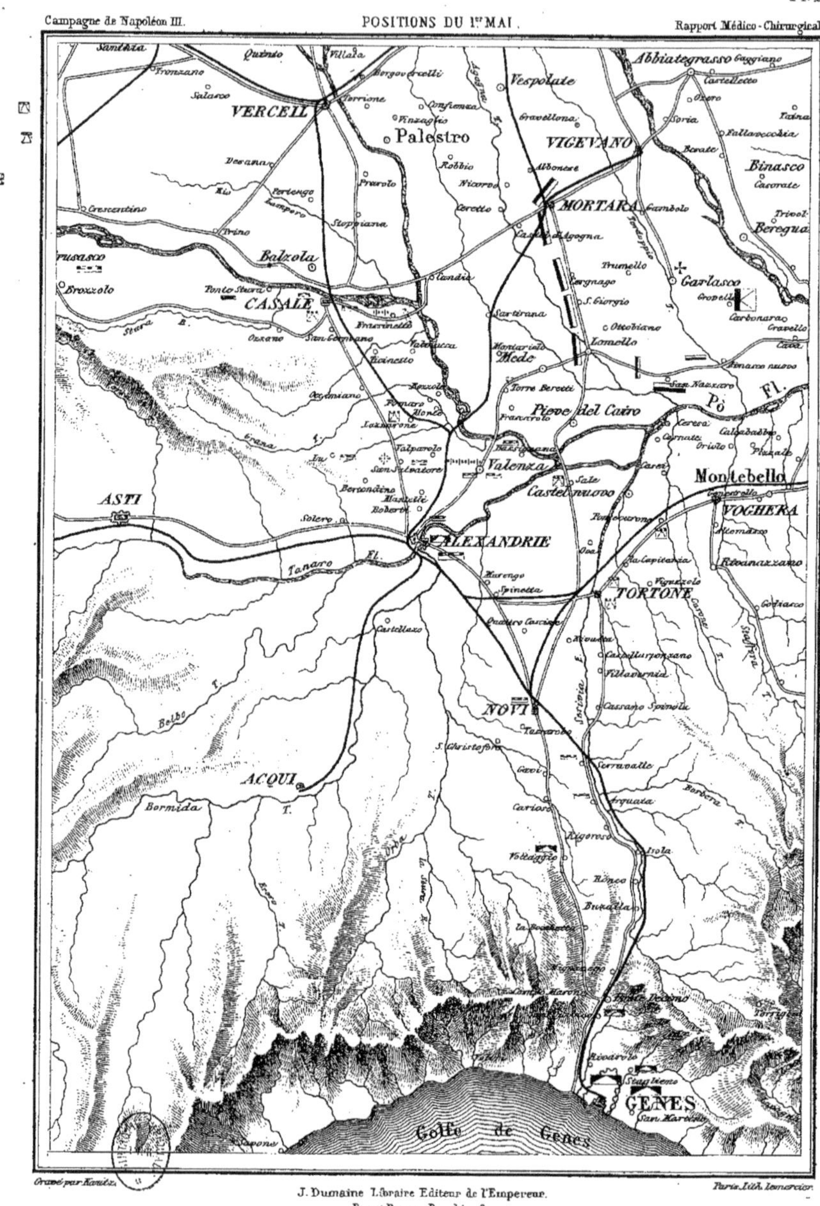

Gravé par Kautz. Paris, lith. Lemercier.

J. Dumaine Libraire Editeur de l'Empereur.
Rue et Passage Dauphine 30.

POSITIONS DU 2 MAI.

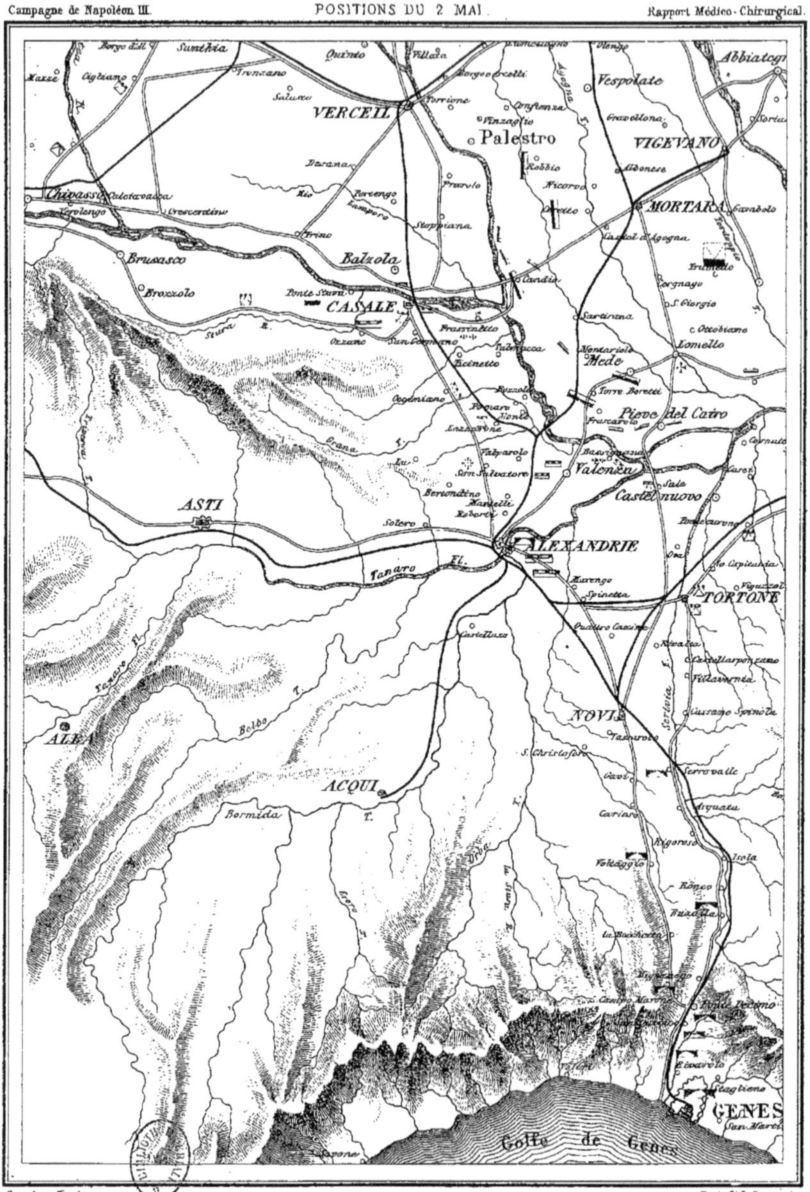

Gravé par Kautz.

J. Dumaine Libraire Editeur de l'Empereur.
Rue et Passage Dauphine 30.

Paris. lith. Lemercier

POSITIONS DU 3 MAI.

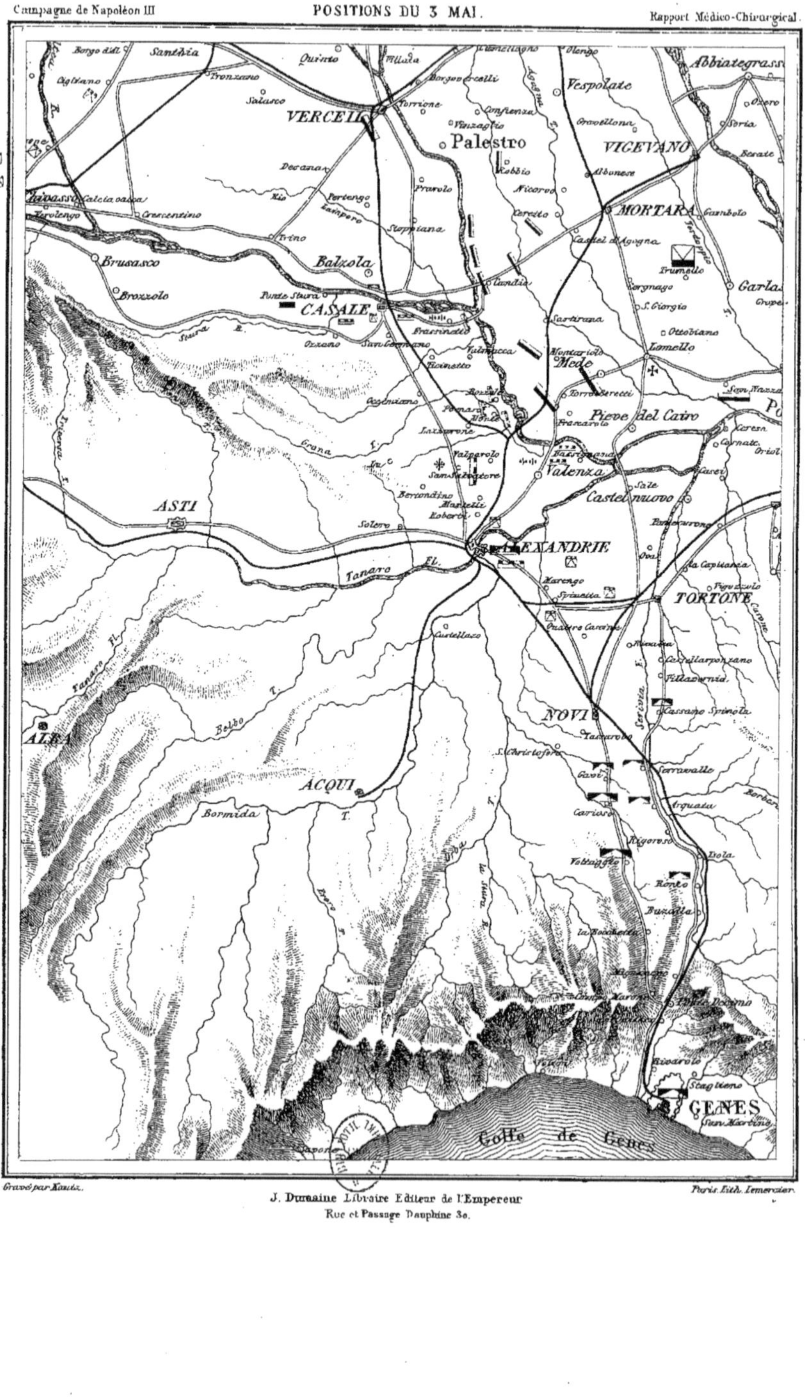

Gravé par Kautz.

Paris. Lith. Lemercier.

J. Dumaine Libraire Editeur de l'Empereur
Rue et Passage Dauphine 30.

Pl. 14

Campagne de Napoléon III

POSITIONS DU 4 MAI

Rapport Médico-Chirurgical.

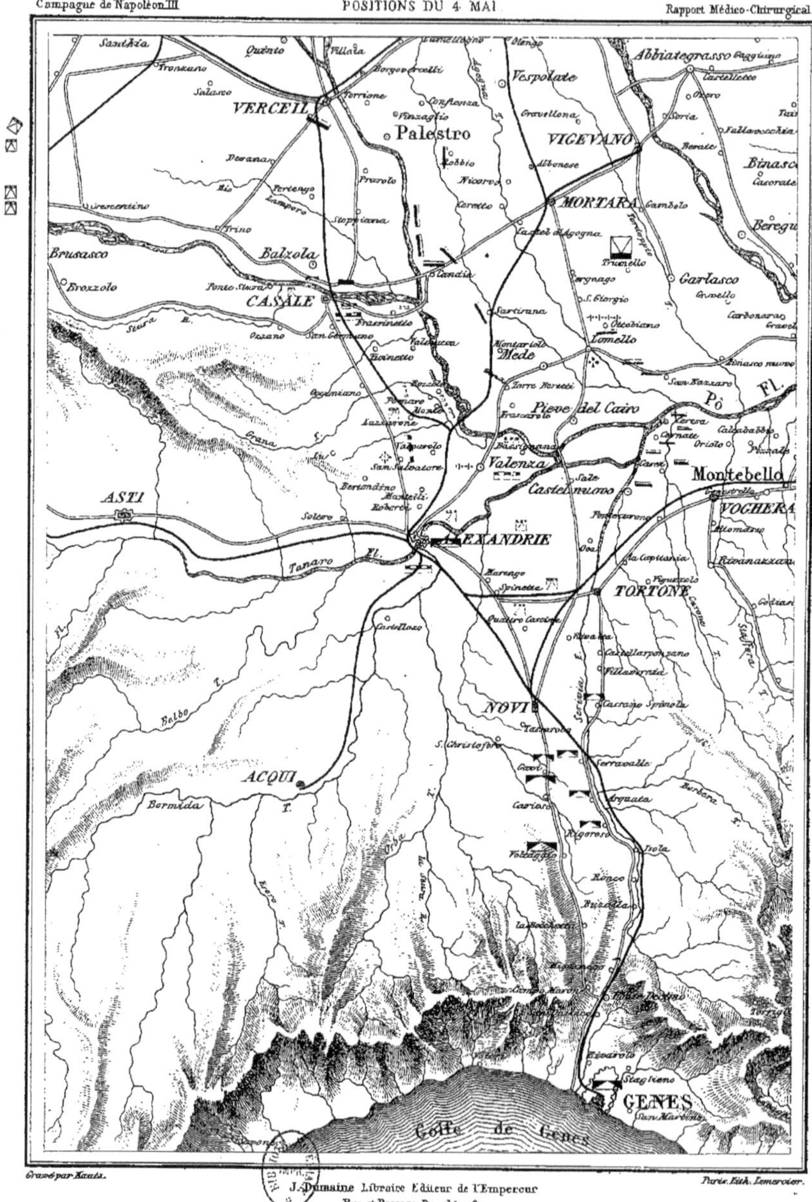

Gravé par Kautz.

J. Dumaine Libraire Éditeur de l'Empereur
Rue et Passage Dauphine 30.

Paris. Lith. Lemercier.

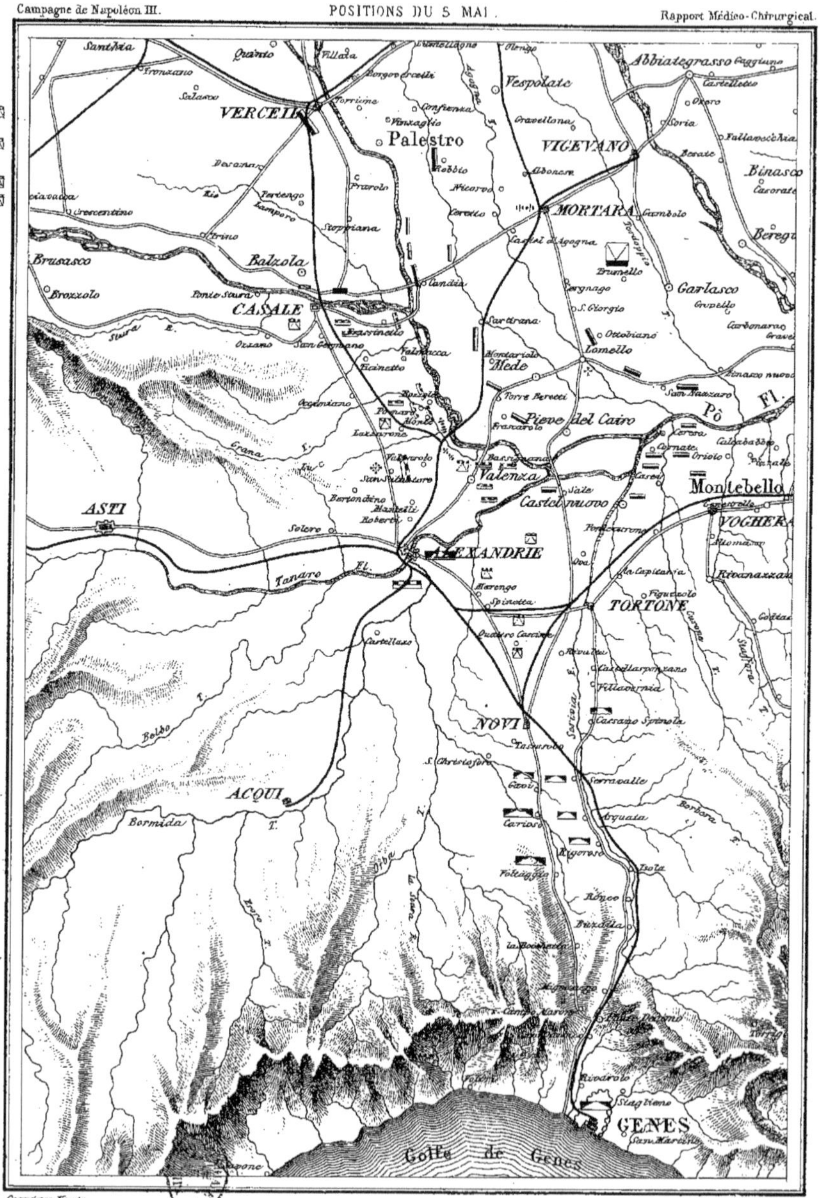

POSITIONS DU 5 MAI.

Gravé par Kautz.

Paris. Lith. Lemercier

J. Dumaine Libraire Editeur de l'Empereur.
Rue et Passage Dauphine 30.

Pl. 16

POSITIONS DU 6 MAI.

Gravé par Kautz.

Paris, Lith. Lemercier.

J. Dumaine Libraire Editeur de l'Empereur.
Rue et Passage Dauphine 30.

Campagne de Napoléon III — POSITIONS DU 7 MAI. — Rapport Médico-Chirurgical.

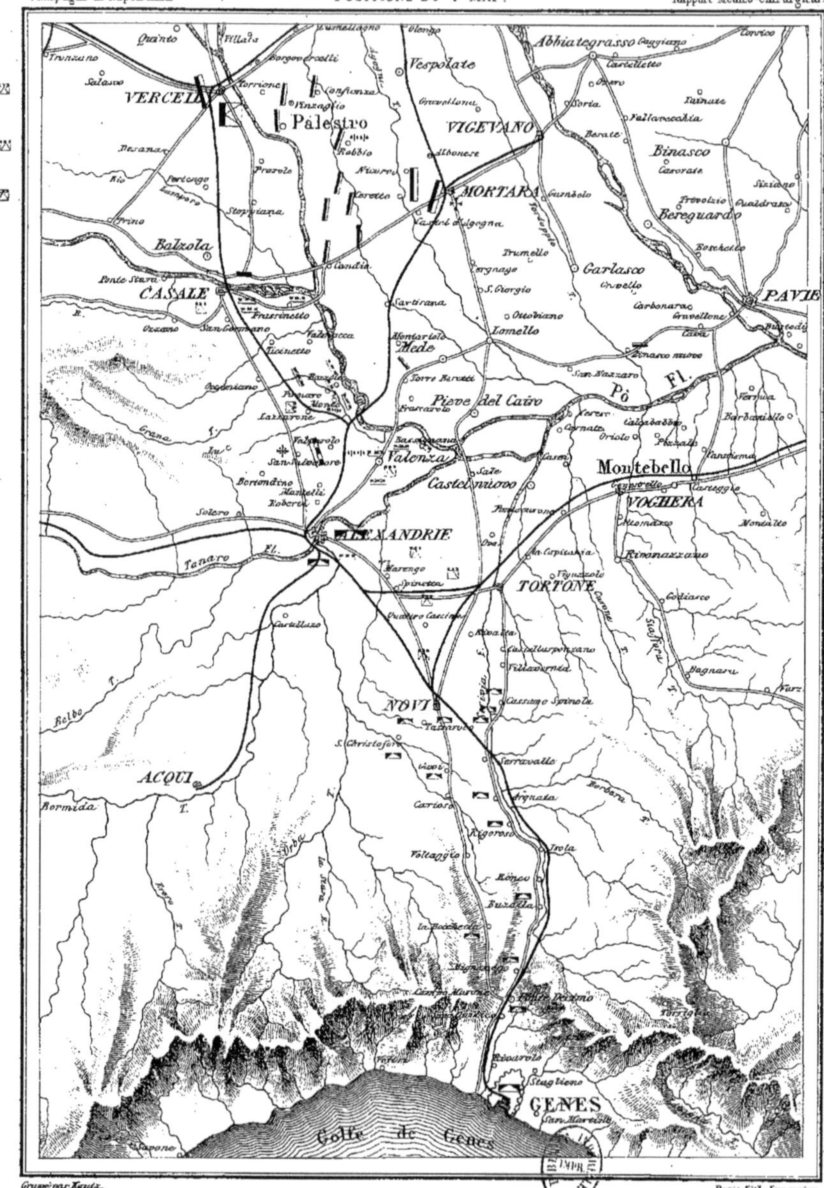

Gravé par Kaulx.

J. Dumaine Libraire Editeur de l'Empereur
Rue et Passage Dauphine 30.

Paris, Lith. Lemercier.

Pl.18

Campagne de Napoléon III. POSITIONS DU 8 MAI. Rapport Médico-Chirurgical.

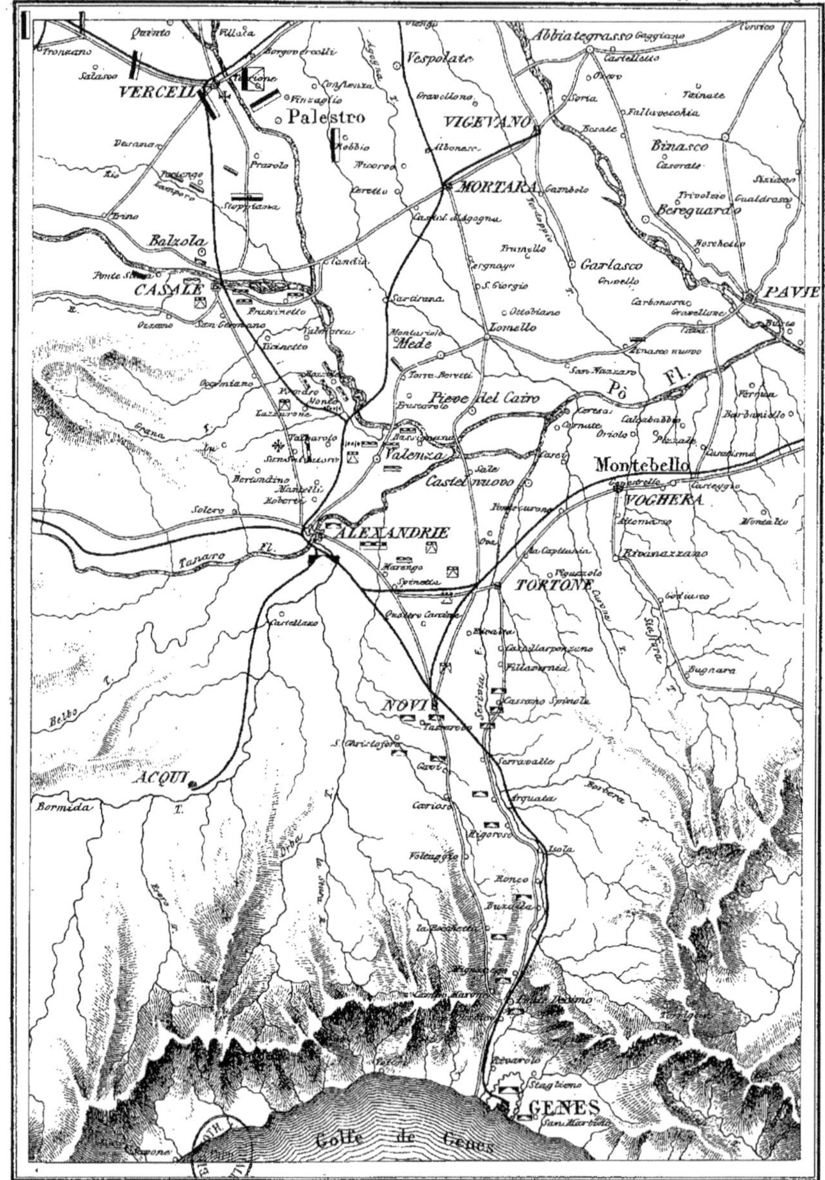

Gravé par Kautz. Paris. Lith. Lemercier.

J. Dumaine Libraire Editeur de l'Empereur.
Rue et Passage Dauphine 30.

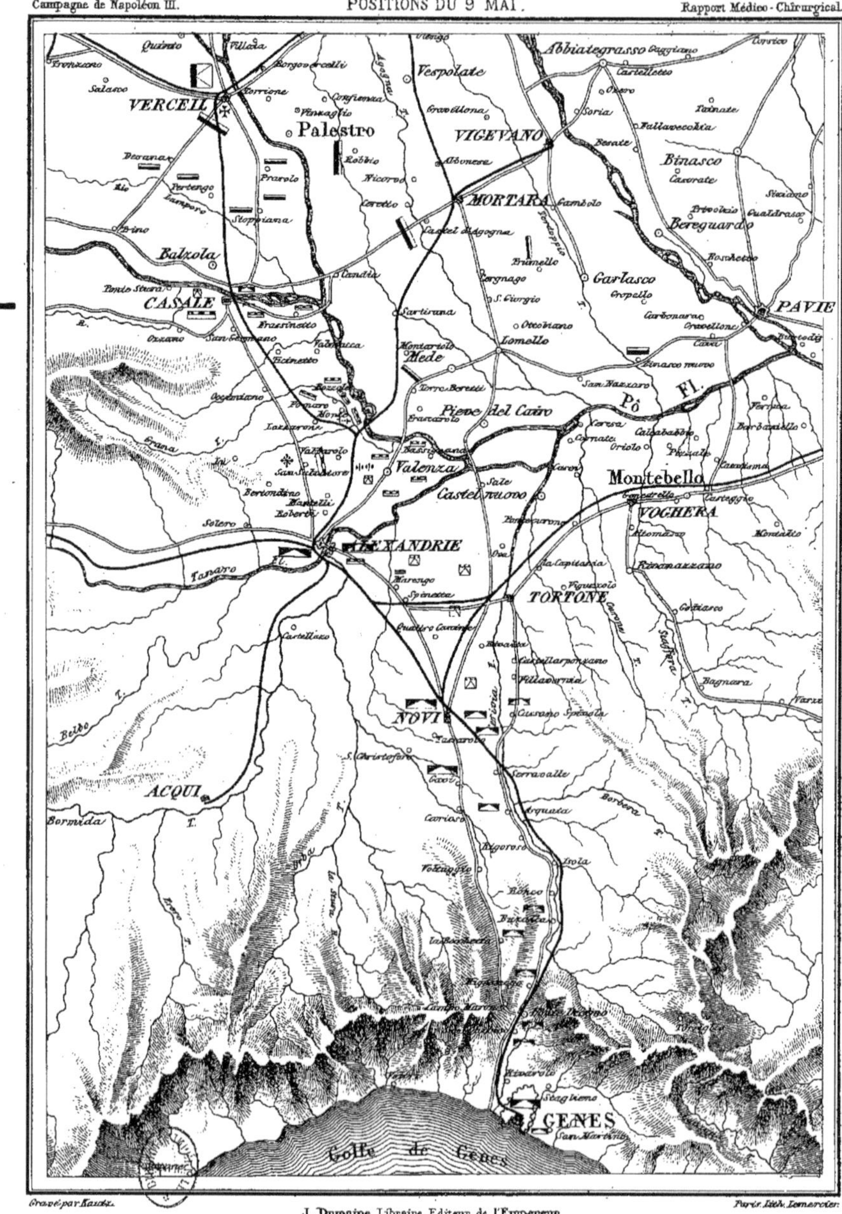

J. Dumaine Libraire Editeur de l'Empereur.
Rue et Passage Dauphine 30.

POSITIONS DU 10 MAI.

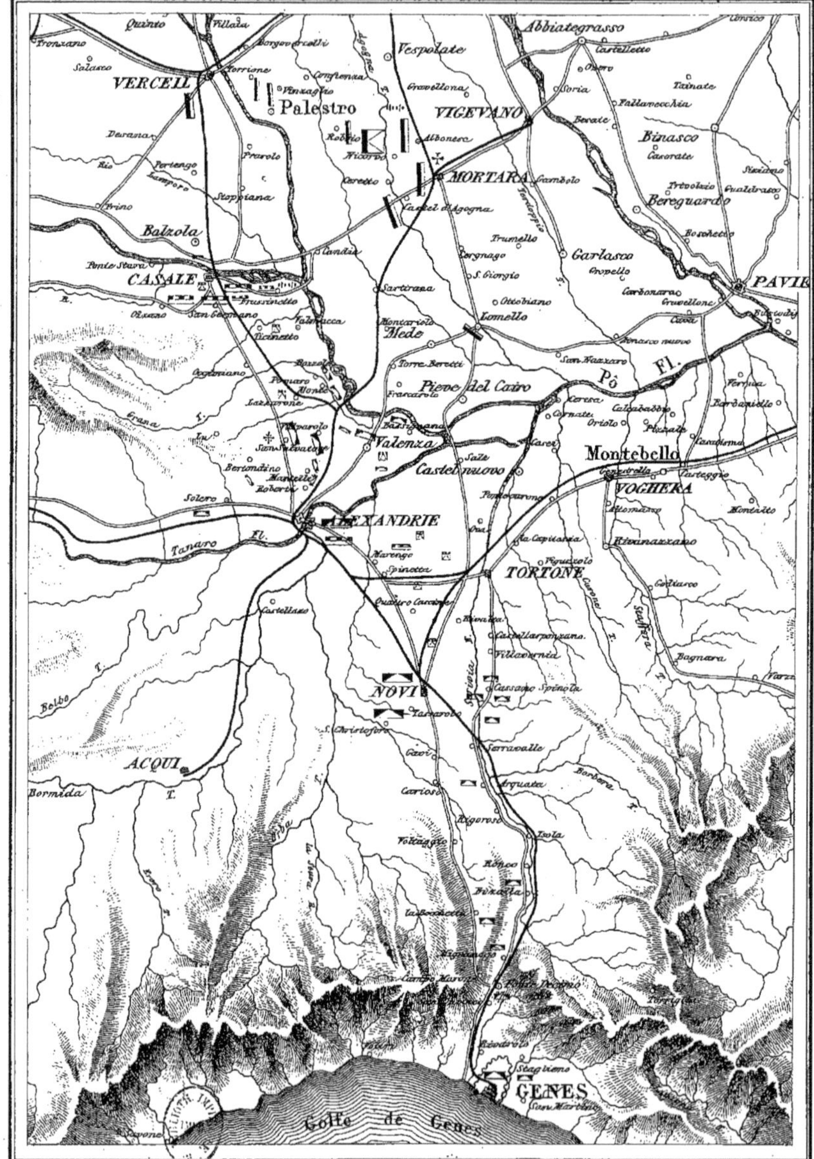

Gravé par Kautz.

Paris. Lith. Lemercier.

J. Dumaine Libraire Editeur de l'Empereur.
Rue et Passage Dauphine 30.

Pl. 21

Campagne de Napoléon III. POSITIONS DU 11 MAI. Rapport Médico-Chirurgical.

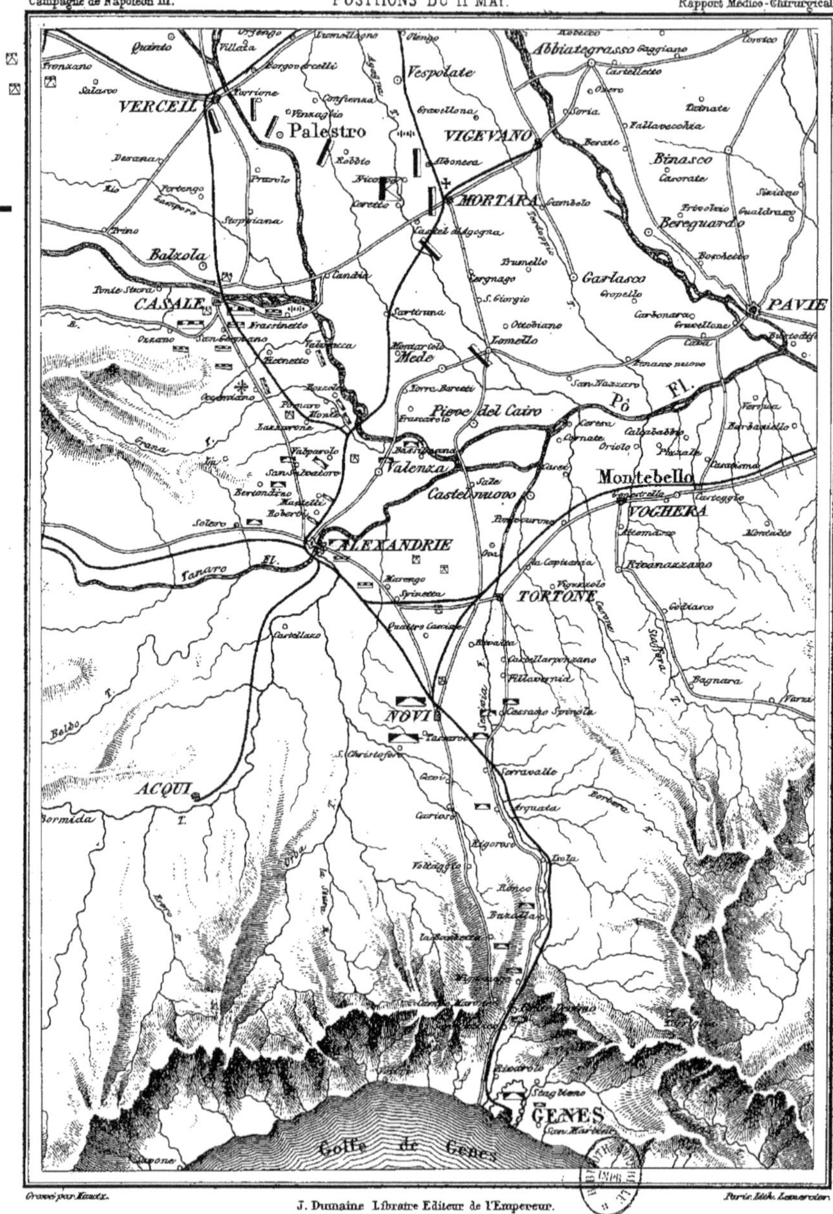

Gravé par Kautz. Paris. Lith. Lemercier.

J. Dumaine Libraire Editeur de l'Empereur.
Rue et Passage Dauphine 30.

POSITIONS DU 12 MAI

Gravé par Kautz. — Paris. Lith. Lemercier.

J. Dumaine Libraire Editeur de l'Empereur
Rue et Passage Dauphine 30.

Campagne de Napoléon III

POSITIONS DU 13 MAI

Rapport Médico-Chirurgical.

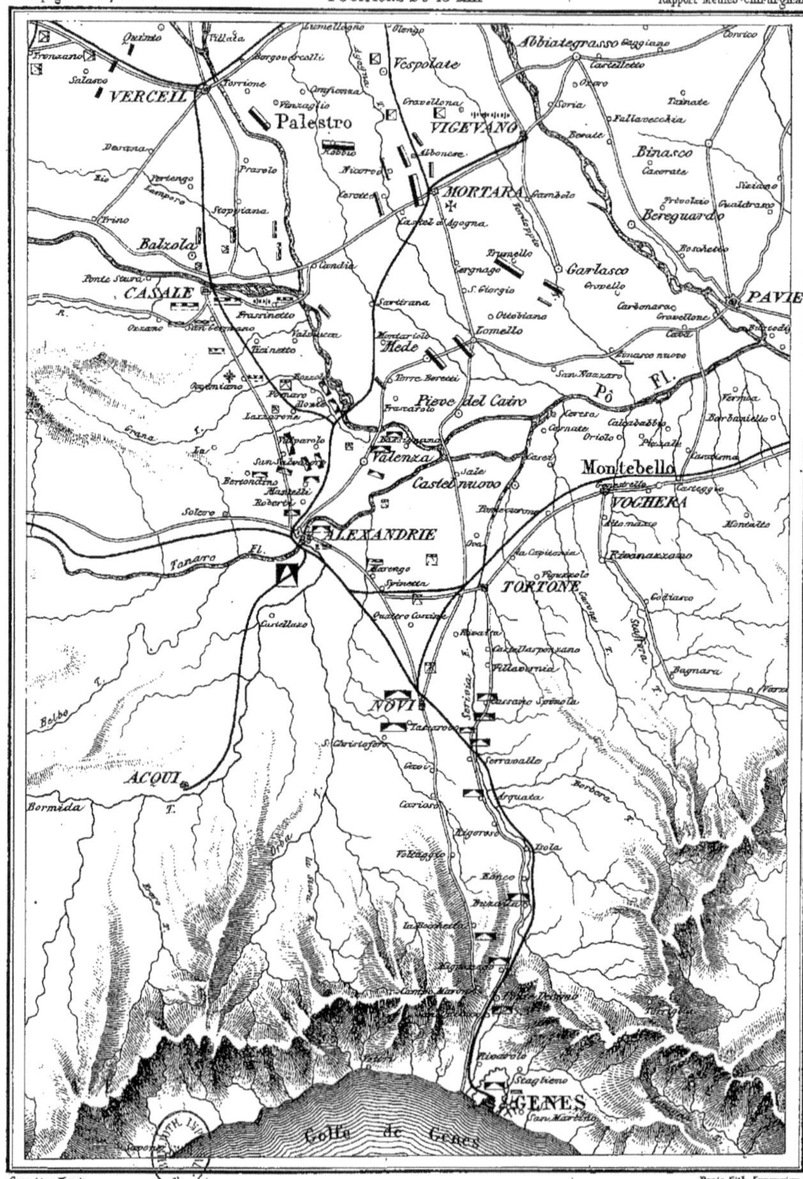

Gravé par Kautz.

Paris. Lith. Lemercier.

J. Dumaine Libraire Éditeur de l'Empereur
Rue et Passage Dauphine 30.

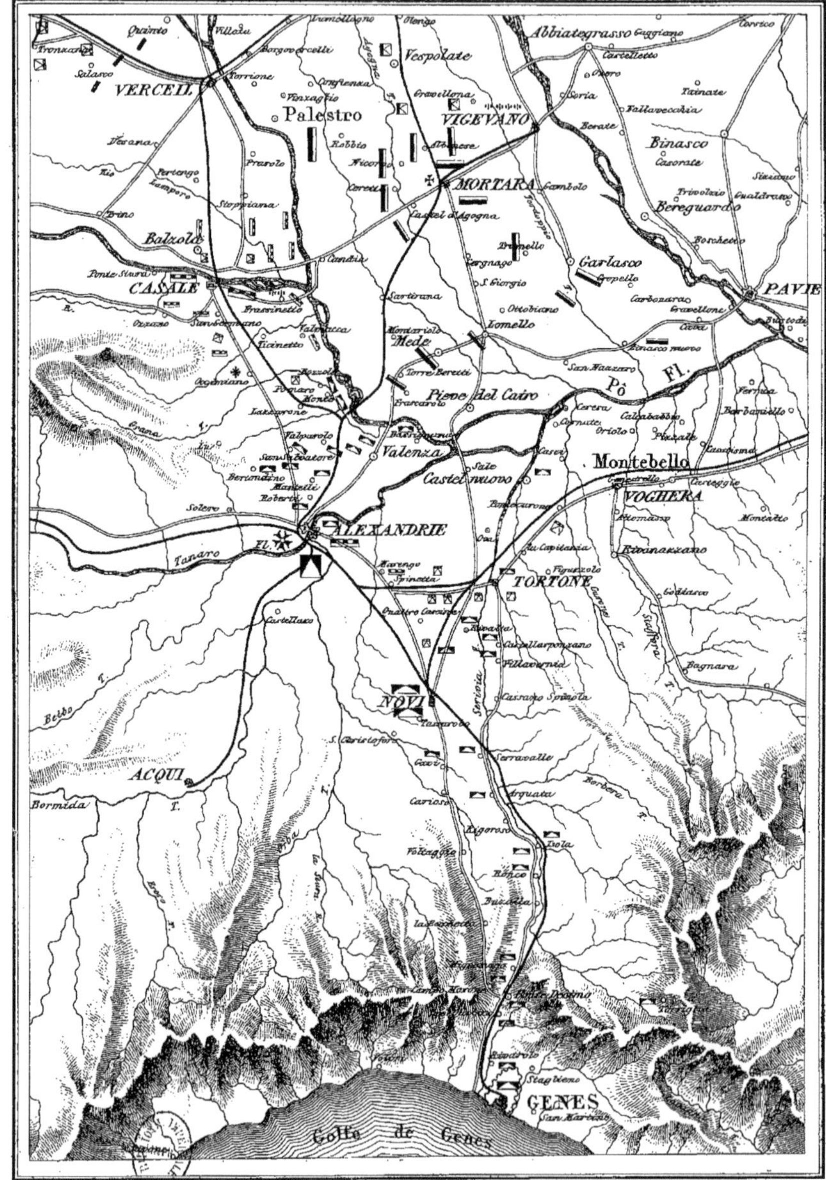

Gravé par Kautz. Paris. Lith. Lemercier.
J. Dumaine Libraire Editeur de l'Empereur.
Rue et Passage Dauphine 30.

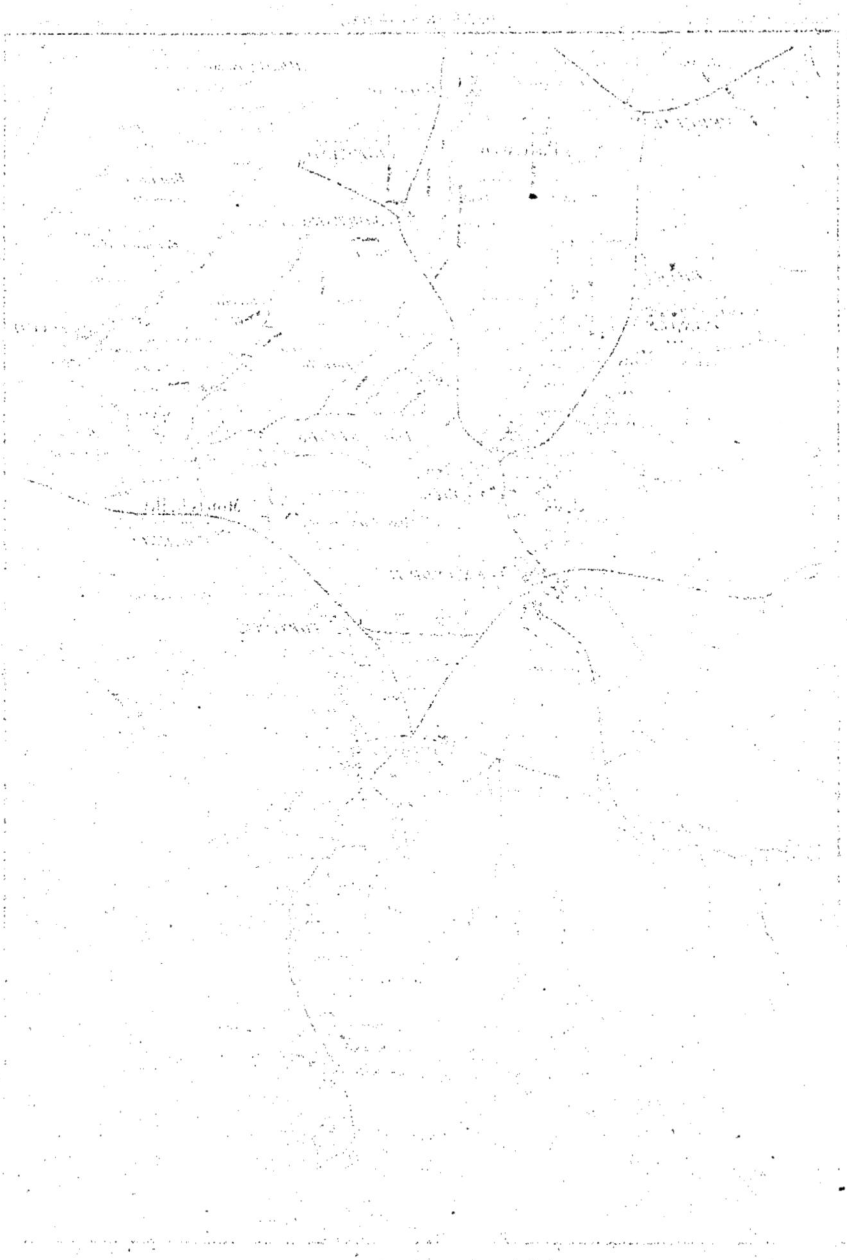

POSITIONS DU 15 MAI

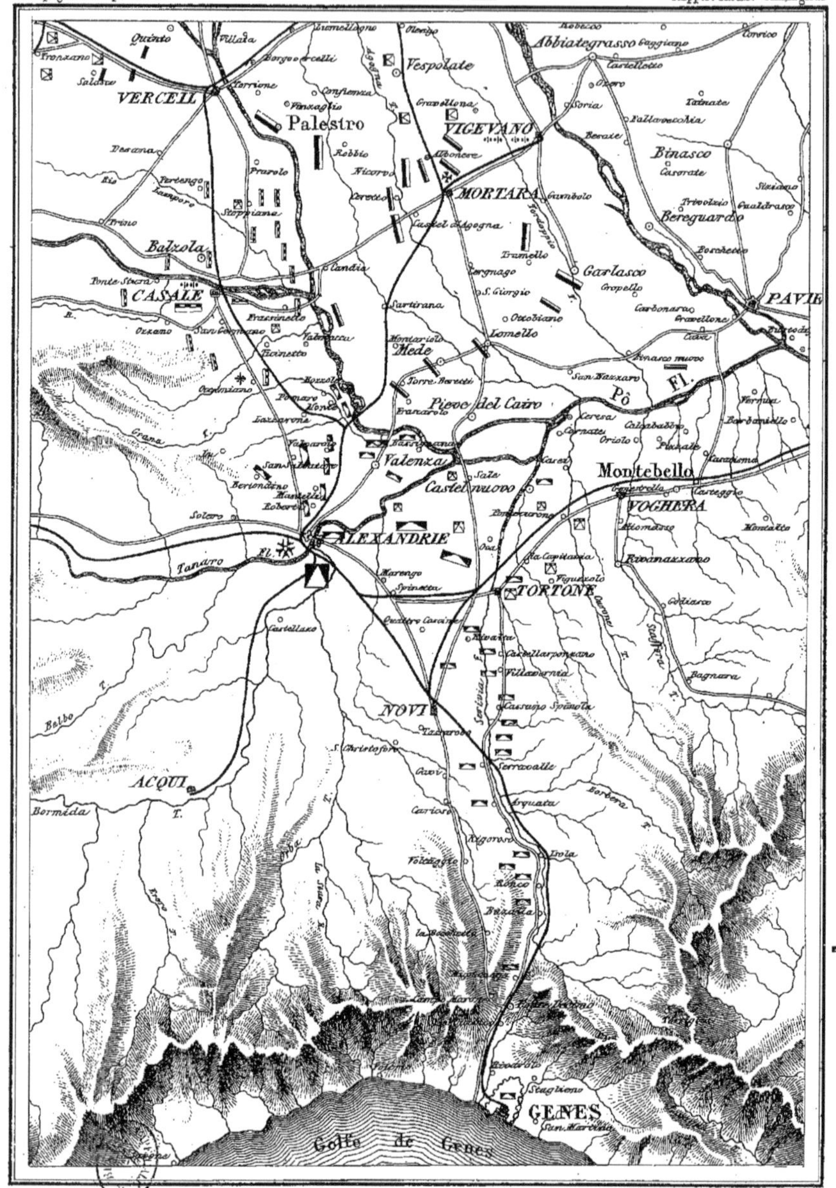

Gravé par Kautz.

J. Dumaine Libraire Editeur de l'Empereur.
Rue et Passage Dauphine 30.

Paris. Imp. A. Lemercier.

POSITIONS DU 16 MAI

Gravé par Kautz. | Paris, Lith. Lemercier.

J. Dumaine Libraire Editeur de l'Empereur.
Rue et Passage Dauphine 30.

POSITIONS DU 17 MAI.

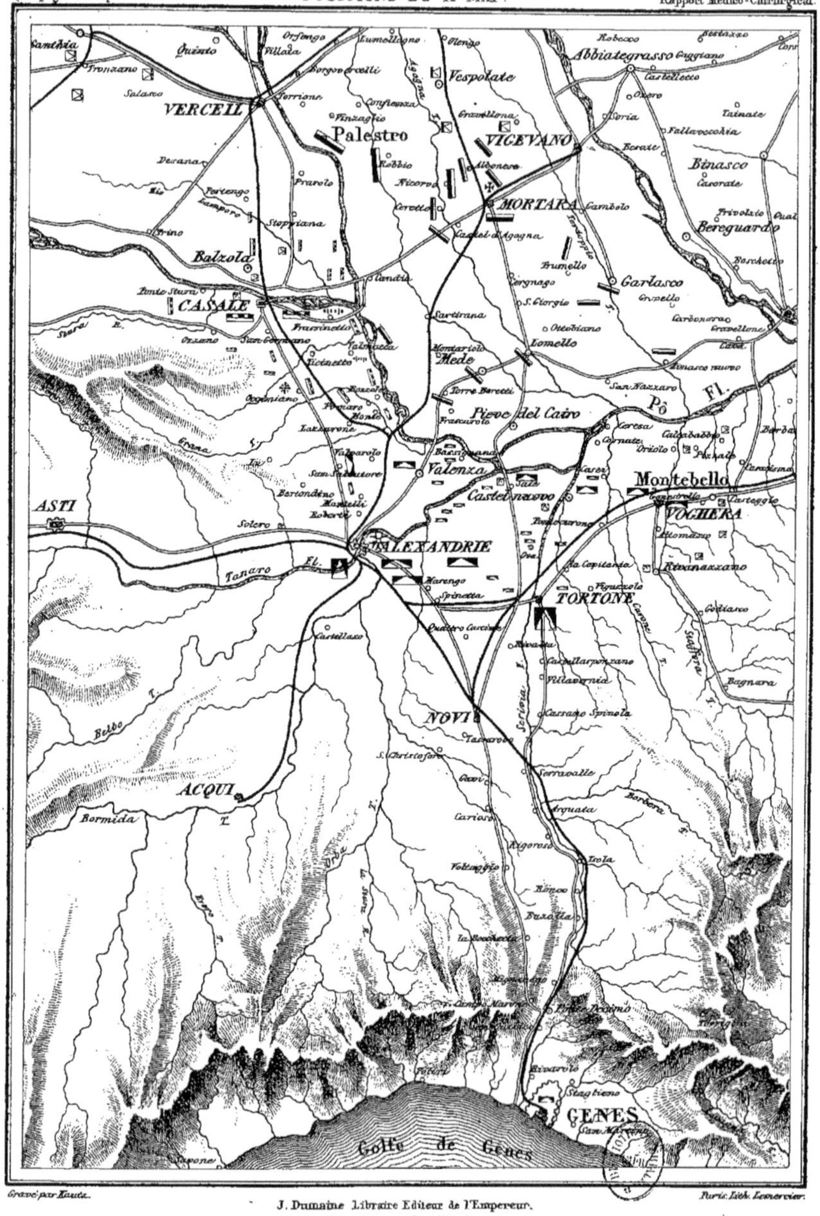

Santhia
Quinto
Villata
Vespolate
Abbiategrasso
VERCEIL
Palestro
VIGEVANO
Binasco
MORTARA
Bereguardo
Trino
Balzola
Garlasco
CASALE
Lomello
Mede
Pieve del Cairo
Pô Fl.
Valenza
Montebello
Castelnuovo
ASTI
VOGHERA
ALEXANDRIE
Tanaro Fl.
Marengo
Spinetta
TORTONE
Rivanazzano
NOVI
Belbo T.
Serravalle
ACQUI
Bormida T.
Arquata
Isola
GENES
Golfe de Gênes

Gravé par Kautz.

J. Dumaine Libraire Editeur de l'Empereur.
Rue et Passage Dauphine 30.

Paris. Lith. Lemercier.

POSITIONS DU 18 MAI.

Gravé par Kautz.

Paris. Lith. Lemercier.

J. Dumaine Libraire Editeur de l'Empereur
Rue et Passage Dauphine 30.

POSITIONS DU 19 MAI.

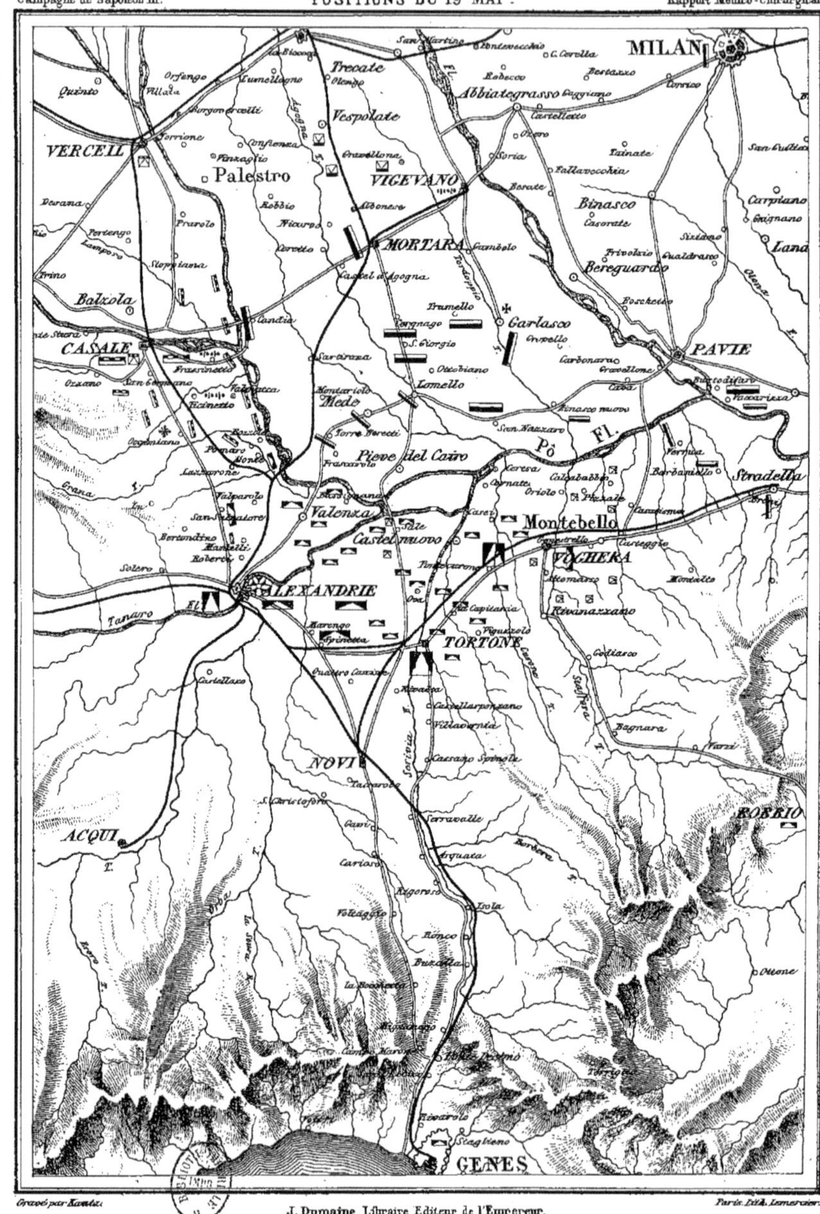

Gravé par Kautz.

Paris. Lith. Lemercier.

J. Dumaine Libraire Editeur de l'Empereur.
Rue et Passage Dauphine 30.

COMBAT DE MONTEBELLO. 20 Mai 1859.

Pl. 30.

Positions vers 3 heures.

Campagne de Napoléon III.

Rapport Médico-Chirurgical.

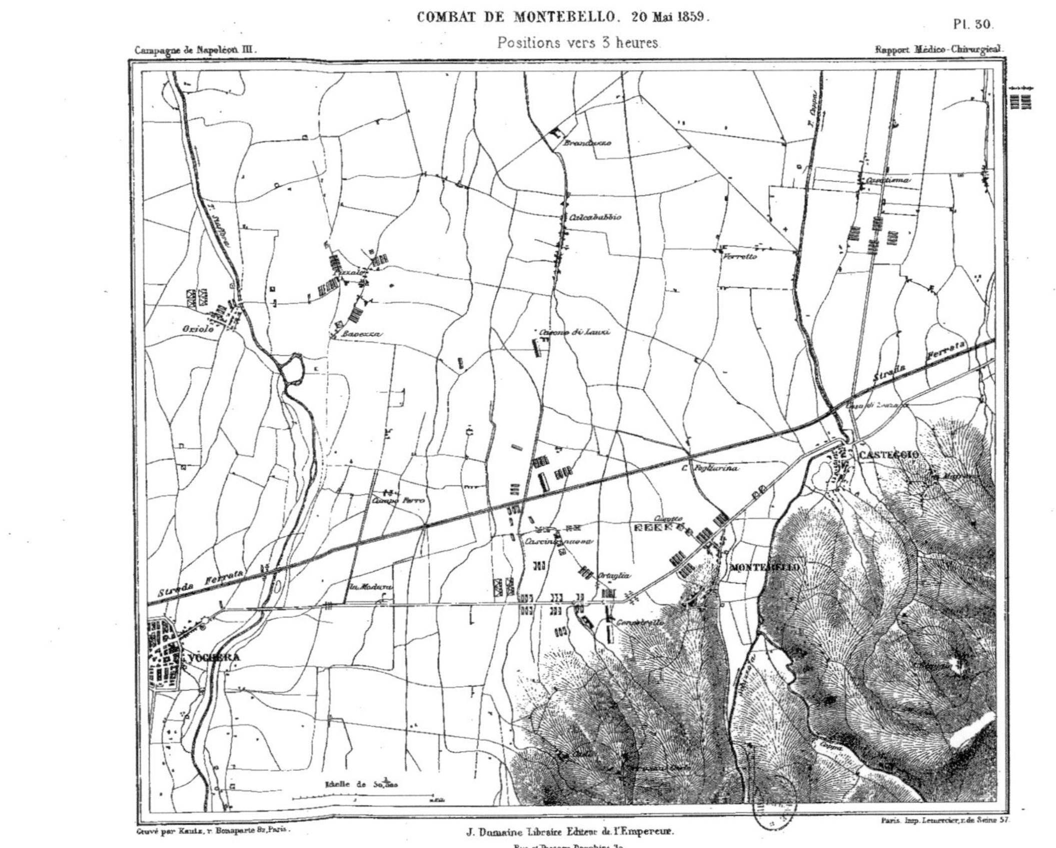

Gravé par Kautz, r. Bonaparte 82, Paris.

J. Dumaine Libraire Editeur de l'Empereur.
Rue et Passage Dauphine 30.

Paris. Imp. Lemercier, r. de Seine 57.

Campagne de Napoléon III.

COMBAT DE MONTEBELLO. 20 Mai 1859.

Positions vers 4 heures et demie.

Pl. 31

Rapport Médico-Chirurgical.

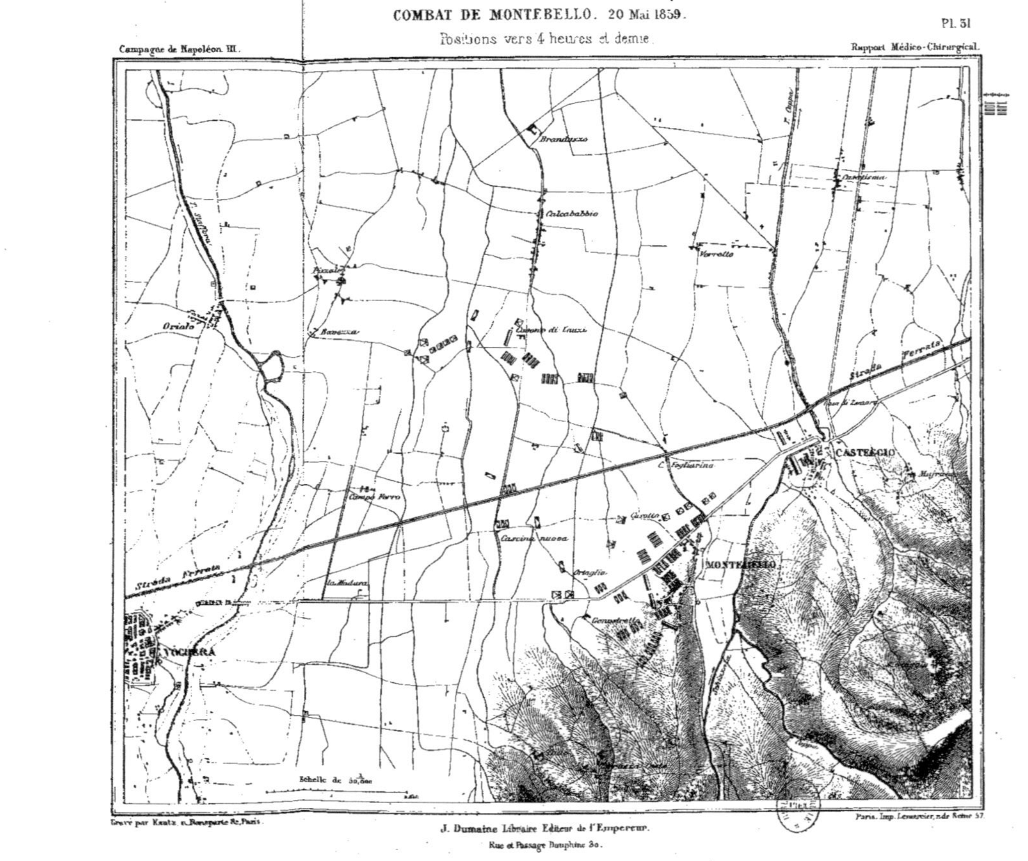

Gravé par Kautz, r. Bonaparte 8, Paris.

J. Dumaine Libraire Éditeur de l'Empereur.

Rue et Passage Dauphine 30.

Paris. Imp. Lemercier, r. de Seine 57.

Campagne de Napoléon III.

COMBAT DE MONTEBELLO. 20 Mai 1859.

Positions vers 6 heures et demie.

Pl. 32

Rapport Médico-Chirurgical.

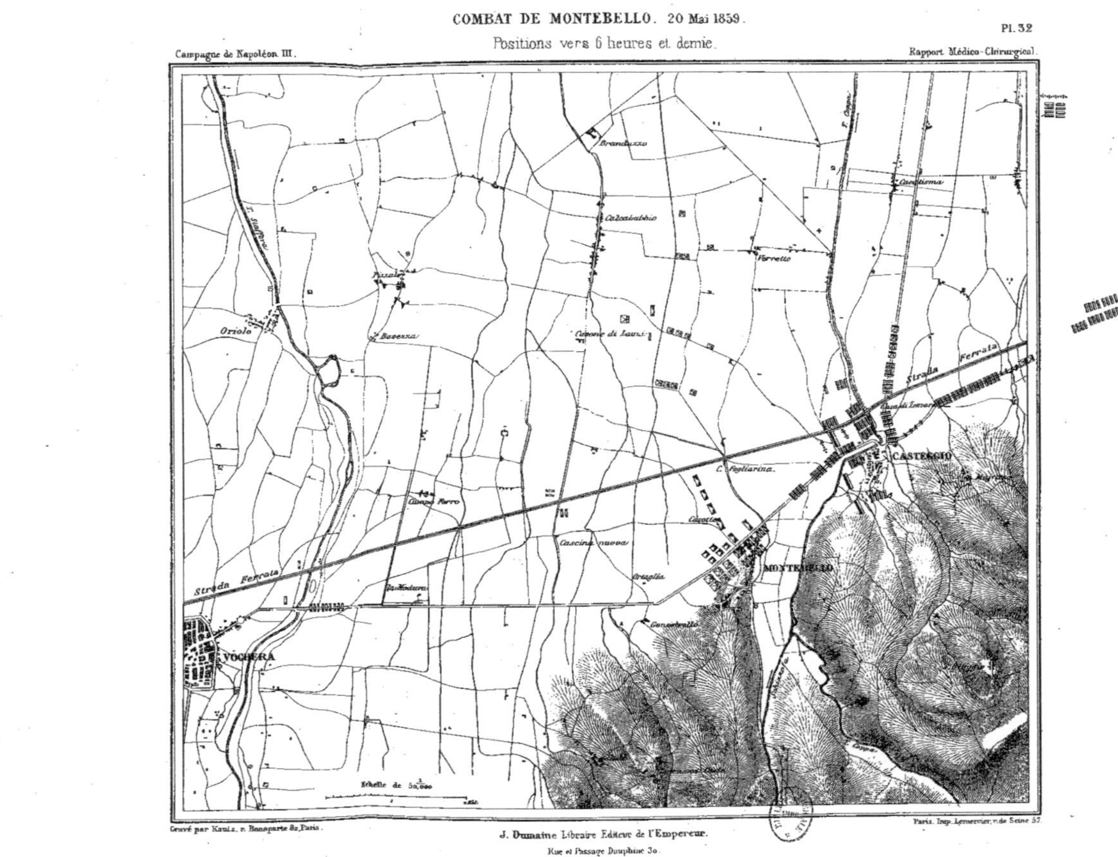

Gravé par Kautz, r. Bonaparte 82, Paris.

J. Dumaine Libraire Editeur de l'Empereur.

Rue et Passage Dauphine 30.

Paris. Imp. Lemercier, r. de Seine 57.

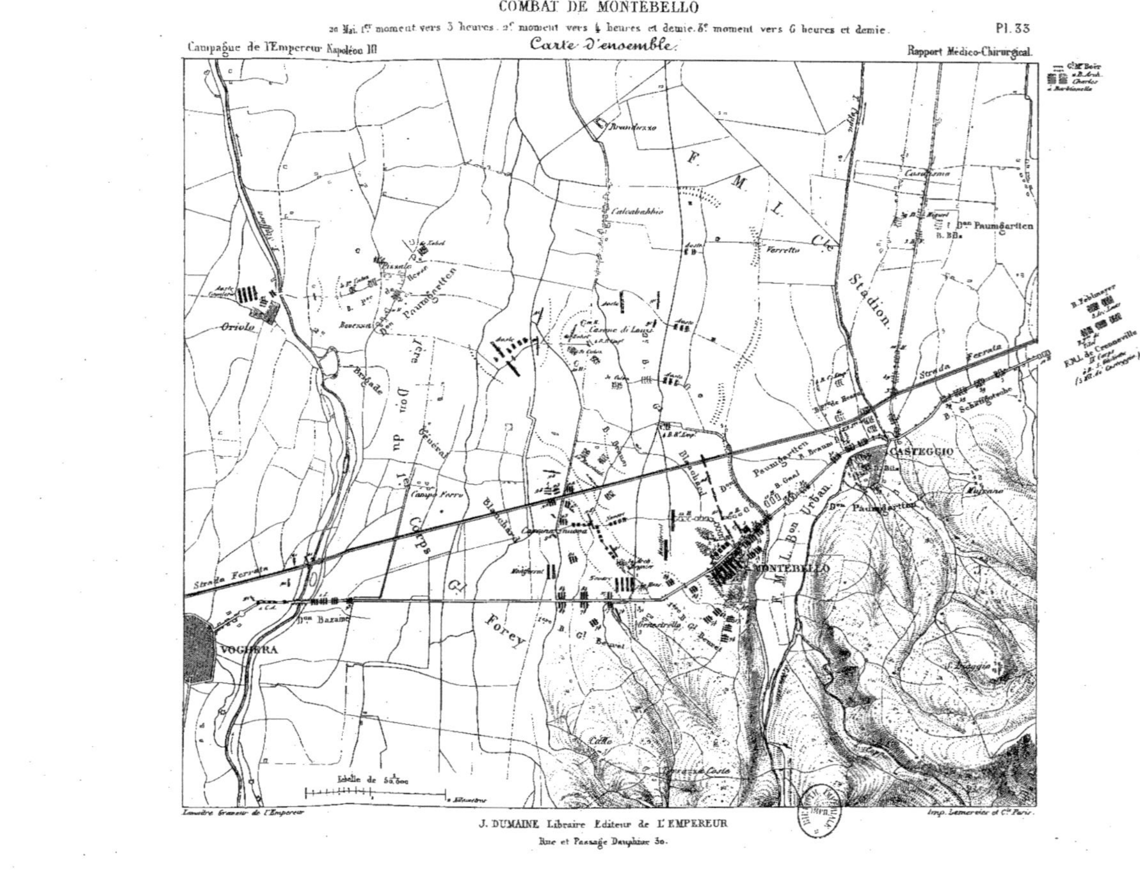
COMBAT DE MONTEBELLO
20 Mai. 1er moment vers 3 heures. 2e moment vers 4 heures et demie. 3e moment vers 6 heures et demie.
Pl. 33
Campagne de l'Empereur Napoléon III
Carte d'ensemble.
Rapport Médico-Chirurgical.
VOGHERA
Oriolo
Strada Ferrata
Dun Bazaine
Brigade
1ère Don du 1er Corps
Général
Campo Ferro
Gl Forey
Blanchard
MONTEBELLO
F. M. L. Bon Urban
Dn Paumgartten
CASTEGGIO
Stadion
F. M. L. Cte
Calcababbio
Verretto
Genestrello
Gl Beuret
B. Gl Beuret
Echelle de 50,000
J. DUMAINE Libraire Éditeur de L'EMPEREUR
Rue et Passage Dauphine 30.
Imp. Lemercier et Cie Paris.

Campagne de Napoléon III. — Rapport Médico-Chirurgical.

POSITIONS DU 20 MAI.

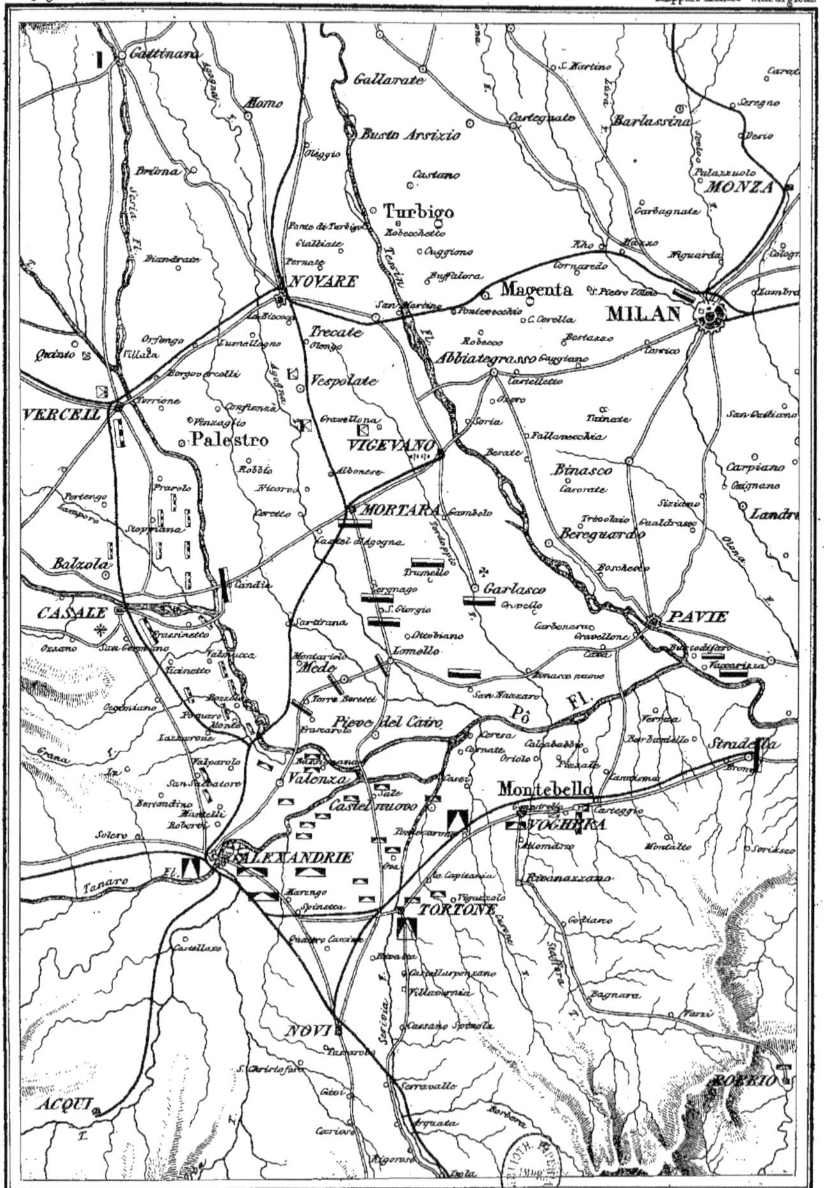

Gravé par Kaala. — Paris. lith. Lemercier.

J. Dumaine Libraire Editeur de l'Empereur
Rue et Passage Dauphine 30.

POSITIONS DU 21 MAI.

Gravé par Kautz.

J. Dumaine Libraire Editeur de l'Empereur.
Rue et Passage Dauphine 30.

Paris. Lith. Lemercier.

POSITIONS DU 22 MAI.

Gravé par Kaulz. Paris. Lith. Lemercier.

J. Dumaine Libraire Éditeur de l'Empereur.
Rue et Passage Dauphine 30.

POSITIONS DU 23 MAI

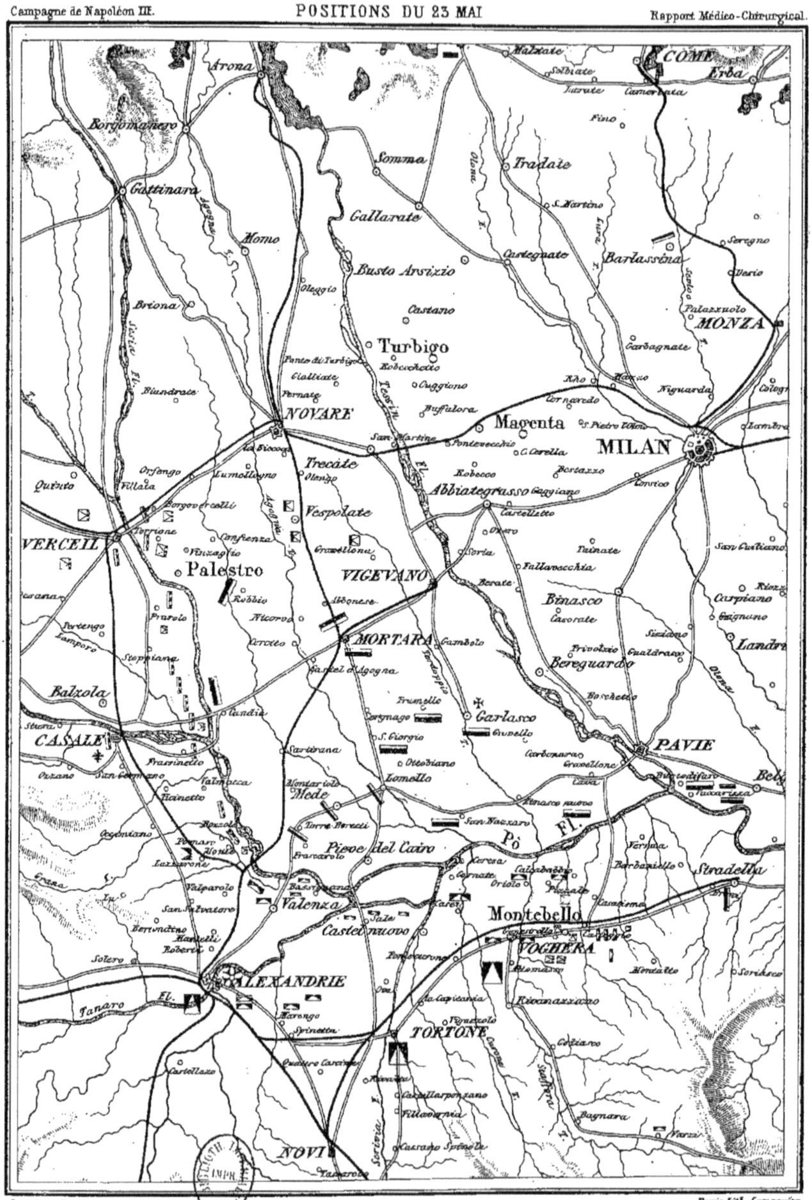

Gravé par Kautz.

Paris. Lith. Lemercier.

J. Dumaine Libraire Éditeur de l'Empereur.
Rue et Passage Dauphine 30.

POSITIONS DU 24 MAI

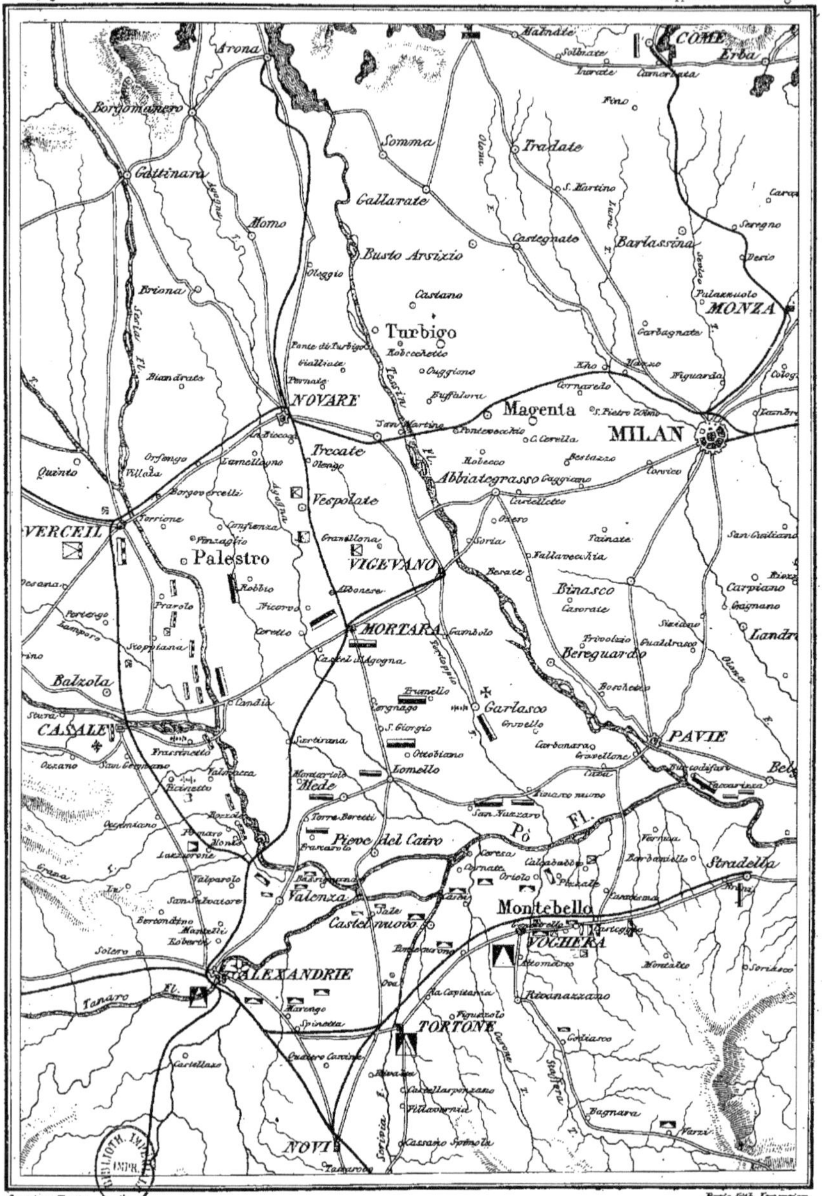

Gravé par Kaeltz.

Paris. Lith. Lemercier.

J. Dumaine Libraire Éditeur de l'Empereur
Rue et Passage Dauphine 30.

Campagne de Napoléon III. — POSITIONS DU 25 MAI. — Rapport Médico-Chirurgical.

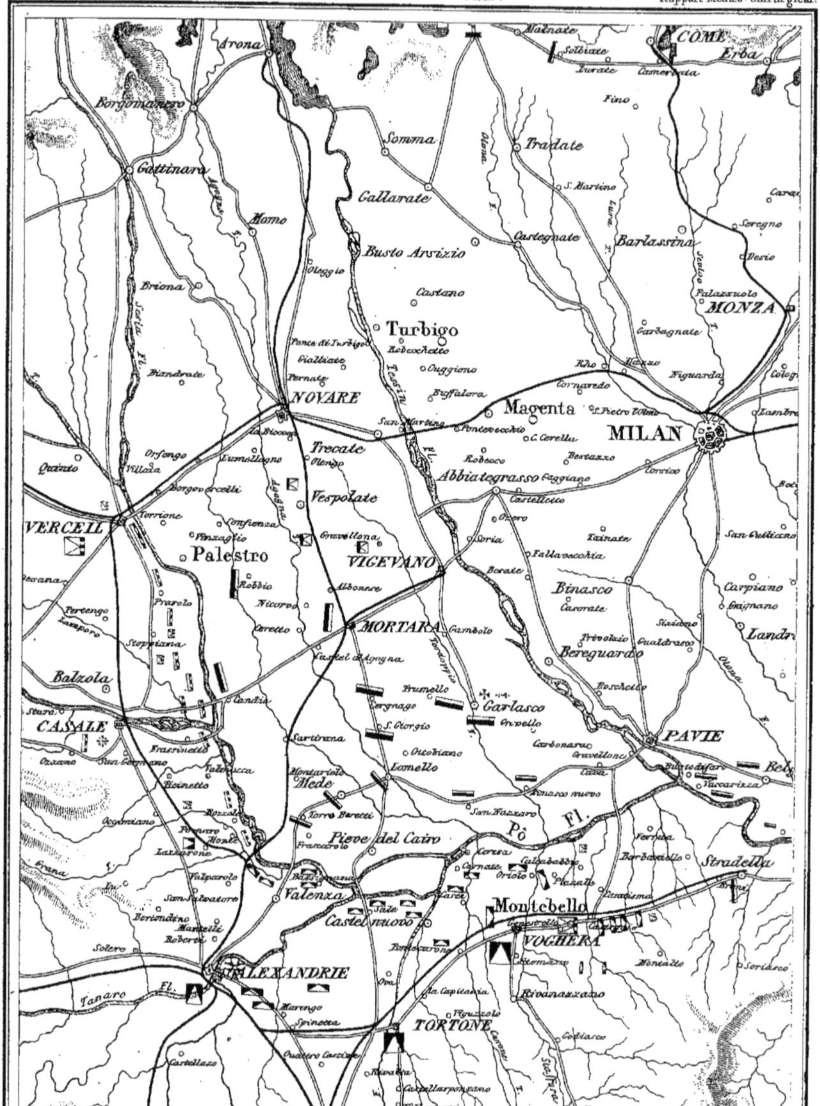

Gravé par Kautz. — Paris. Lith. Lemercier.

J. Dumaine Libraire Éditeur de l'Empereur.
Rue et Passage Dauphine 30.

POSITIONS DU 26 MAI.

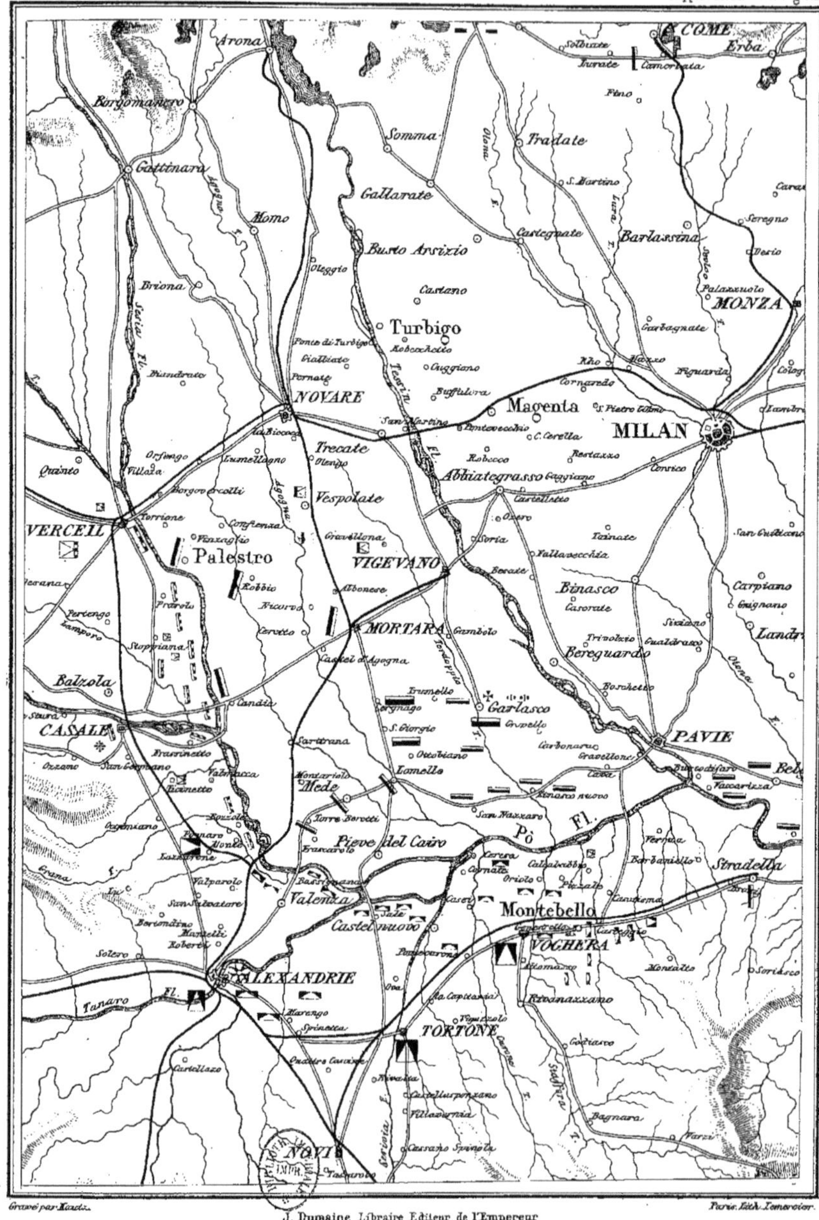

Gravé par Kaadz.

Paris. Lith. Lemercier.

J. Dumaine Libraire Editeur de l'Empereur
Rue et Passage Dauphine 30.

POSITIONS DU 27 MAI.

Gravé par Kaeitz.

Paris, lith. Lemercier.

J. Dumaine Libraire Éditeur de l'Empereur.

Rue et Passage Dauphine 30.

Campagne de Napoléon III. POSITIONS DU 28 MAI. Rapport Médico-Chirurgical.

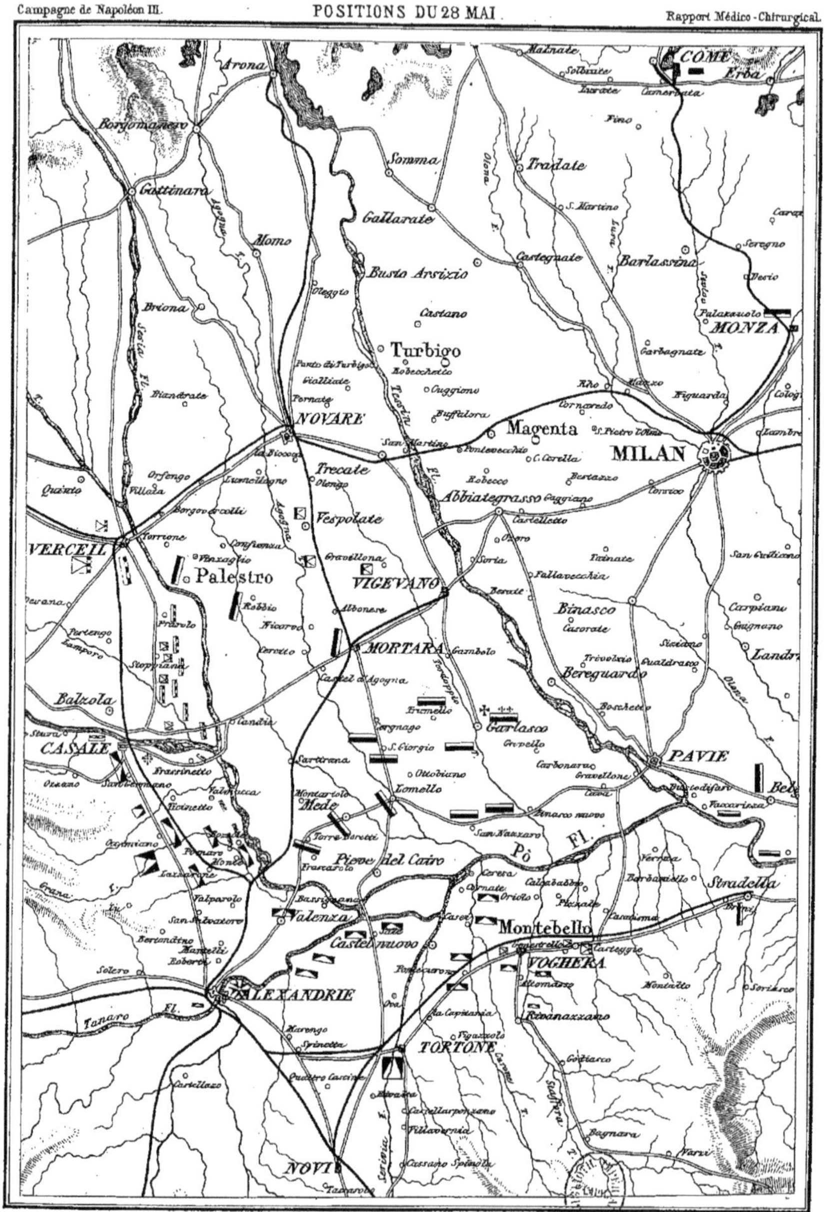

Gravé par Kautz.

J. Dumaine Libraire Editeur de l'Empereur.
Rue et Passage Dauphine 30.

Paris. Lith. Lemercier.

Campagne de Napoléon III. POSITIONS DU 29 MAI. Rapport Médico-Chirurgical.

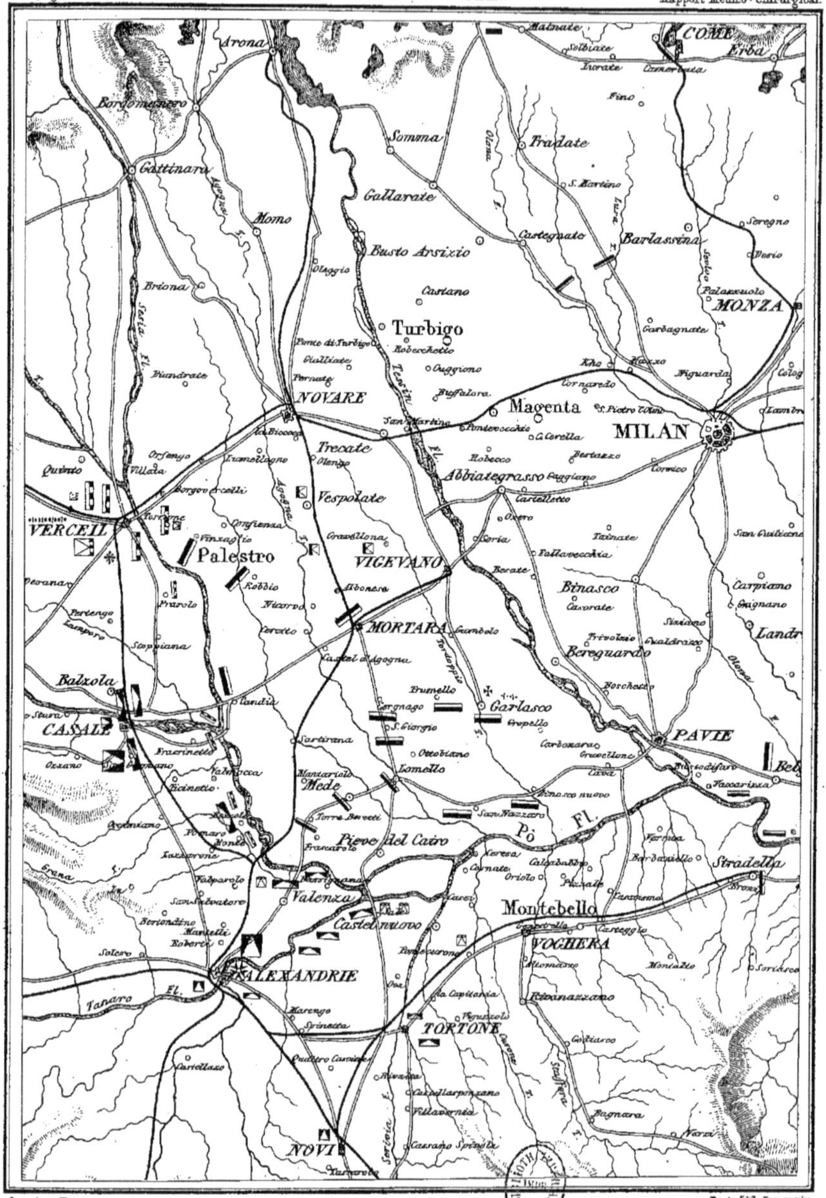

Gravé par Kautz.

Paris. Lith. Lemercier.

J. Dumaine Libraire Editeur de l'Empereur
Rue et Passage Dauphine 30.

Campagne de Napoléon III. Rapport Médico-Chirurgical. Pl. 44

PASSAGE DE LA SESIA ET COMBAT DE PALESTRO. 30 Mai 1859.

Positions vers 2 heures.

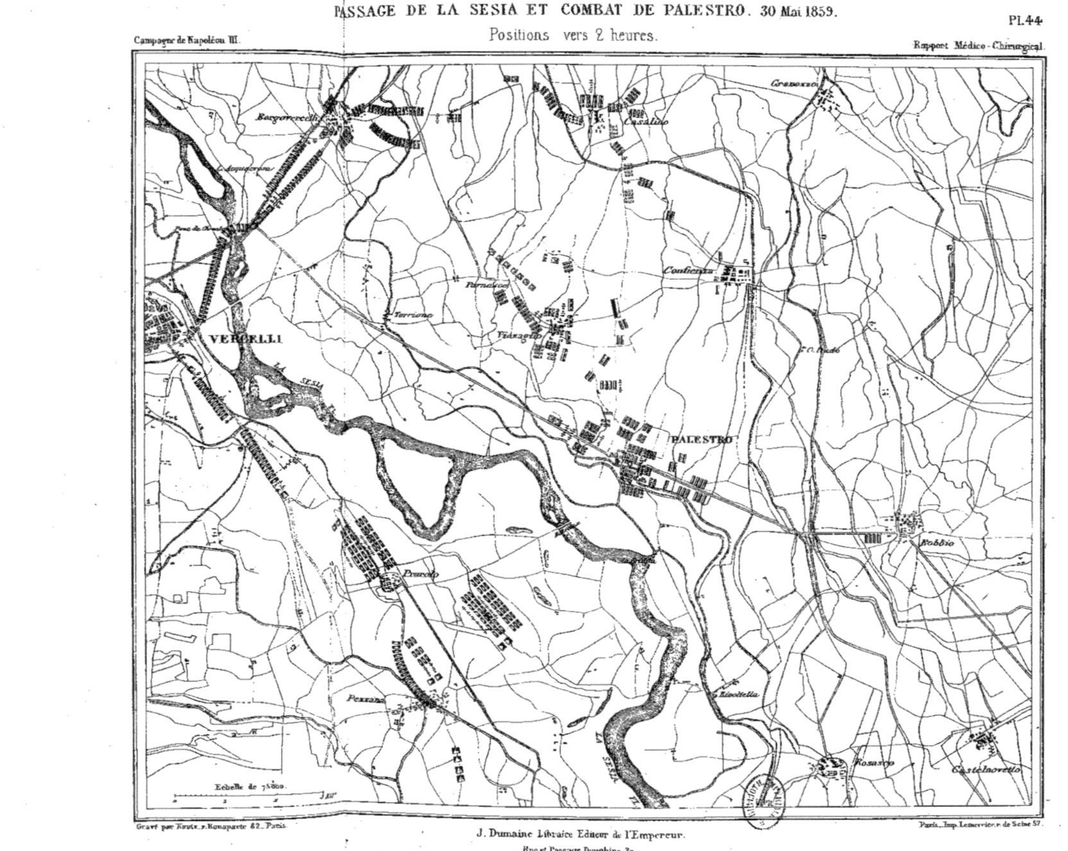

Gravé par Kautz, r. Bonaparte 82, Paris.

J. Dumaine Libraire Editeur de l'Empereur.
Rue et Passage Dauphine 30.

Paris, Imp. Lemercier, r. de Seine 57.

POSITIONS DU 30 MAI.

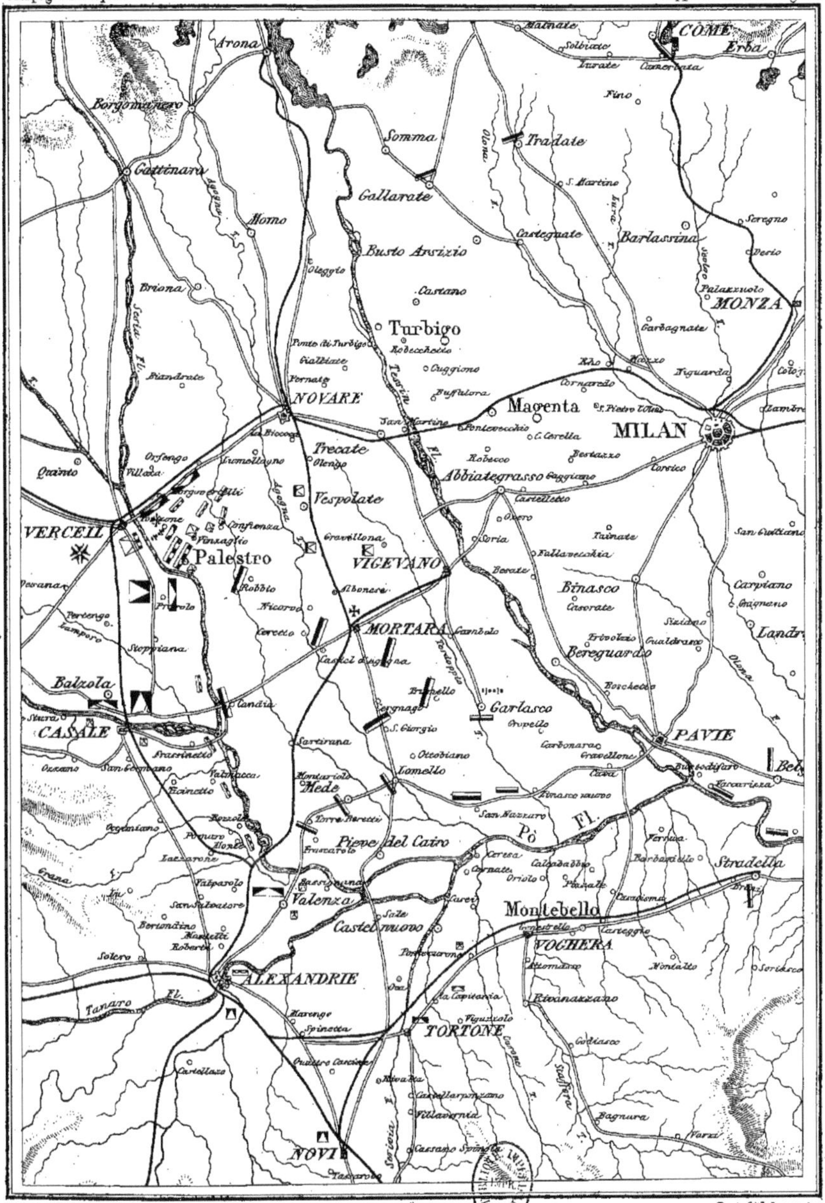

Arona
Borgomanero
Gattinara
Momo
Briona
Biandrate
Somma
Tradate
Gallarate
Busto Arsizio
Castano
Turbigo
Castegnate
Barlassina
Seregno
Desio
MONZA
COME
Erba
Fino
NOVARE
Trecate
Magenta
MILAN
Abbiategrasso
Vespolate
VERCEIL
Palestro
Confienza
VIGEVANO
MORTARA
Binasco
Bereguardo
Garlasco
PAVIE
Balzola
CASALE
Candia
Mede
Lomello
Pieve del Cairo
Valenza
Castelnuovo
Montebello
VOGHERA
Stradella
ALEXANDRIE
TORTONE
NOVI
Tanaro Fl.
Pô Fl.

Gravé par Kautz. Paris Lith. Lemercier

J. Dumaine Libraire Editeur de l'Empereur.
Rue et Passage Dauphine 30.

Campagne de Napoléon III.

DEUXIÈME COMBAT DE PALESTRO. 31 Mai 1859.

Positions vers Midi ½.

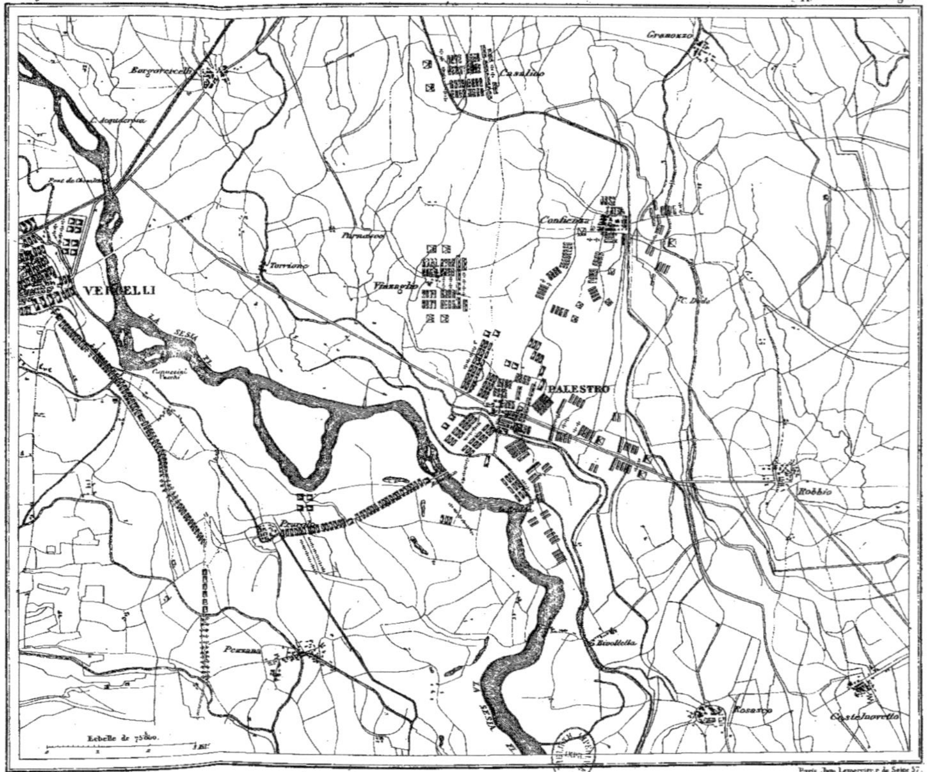

Rapport Médico-Chirurgical.

Pl. 46

Gravé par Kautz, r. Bonaparte 82. Paris.

J. Dumaine Libraire Éditeur de l'Empereur.

Rue et Passage Dauphine 30.

Paris. Imp. Lemercier, r. de Seine 57.

PASSAGE DE LA SESIA. 1er & 2me COMBAT DE PALESTRO

Pl. 48

30 Mai 1er moment Passage de la Sesia et 1er Combat vers 2 heures. —— 31 Mai 1er moment du 2e Combat vers midi et demi. —— 31 Mai 2e moment du 2e Combat vers 2 heures.

Campagne de l'Empereur Napoléon III.

Carte d'ensemble

Rapport Médico-Chirurgical.

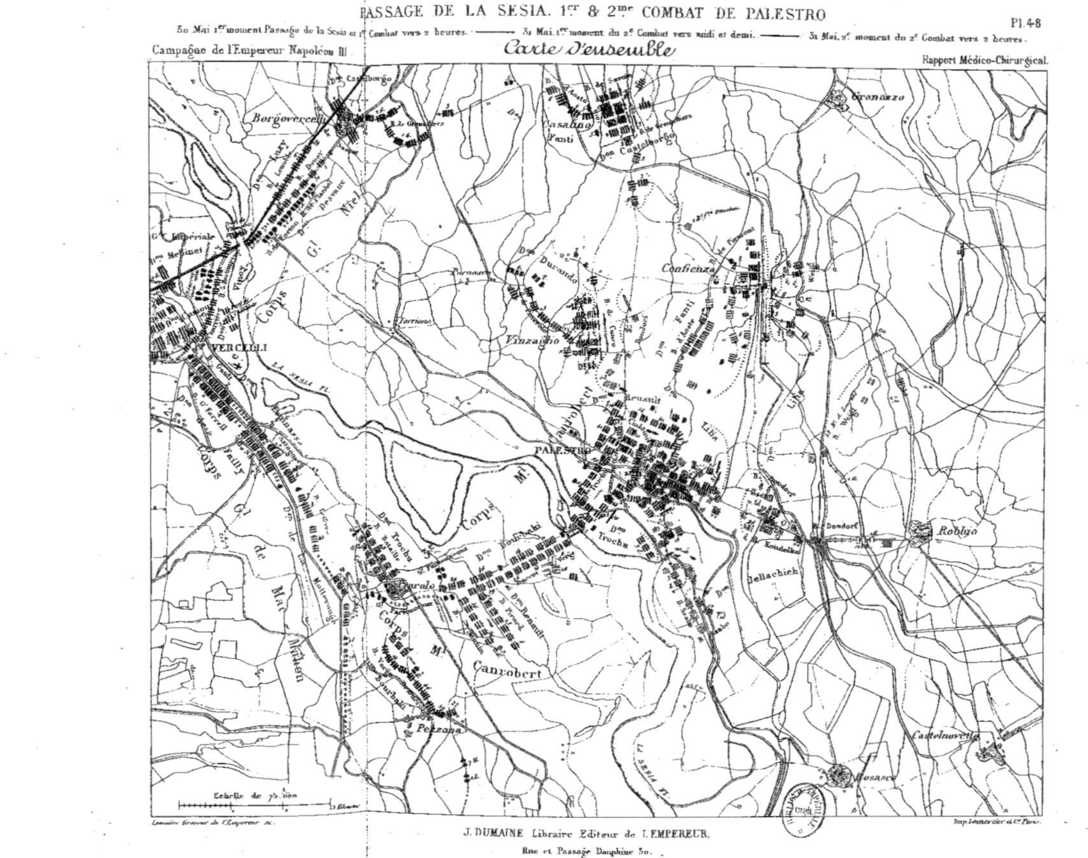

Lemaitre Graveur de l'Empereur. sc.

Imp. Lemercier et Cie Paris.

J. DUMAINE Libraire Editeur de l'EMPEREUR.

Rue et Passage Dauphine 30.

POSITIONS DU 31 MAI.

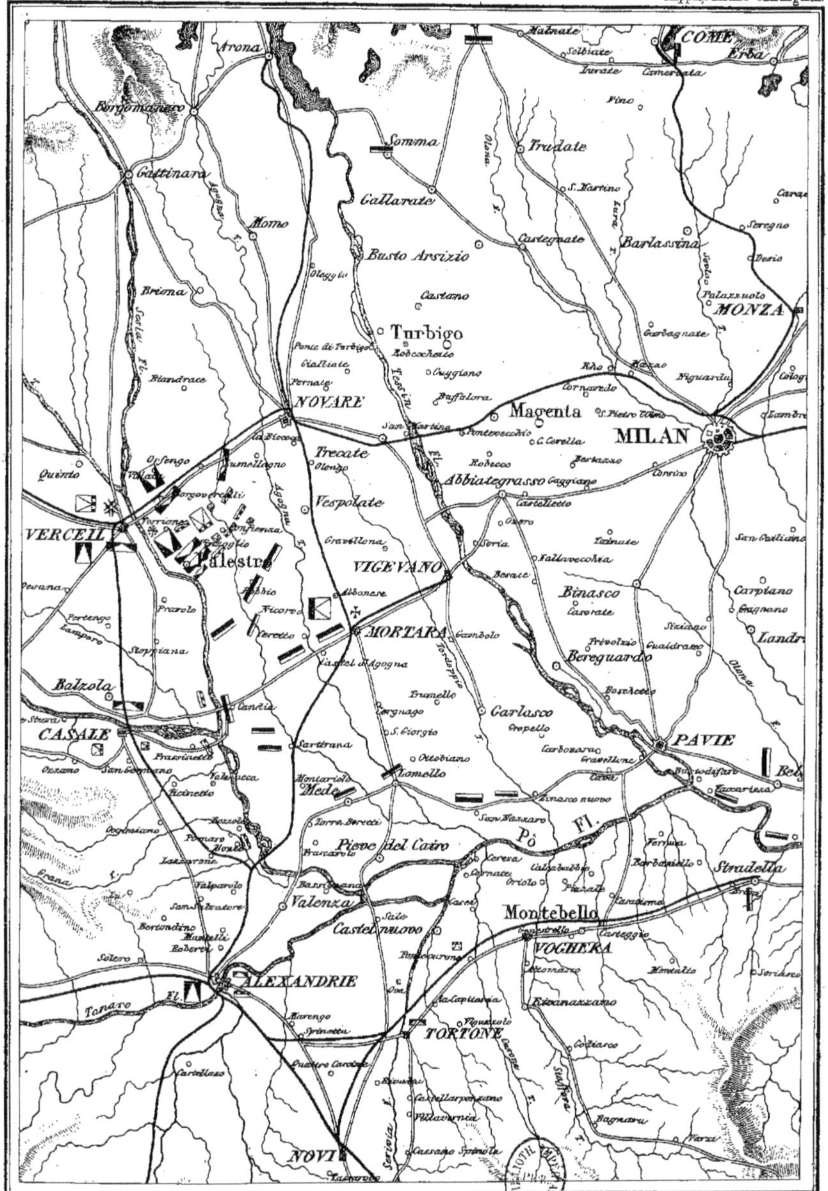

Gravé par Kautz. Paris. Lith. Lemercier.

J. Dumaine Libraire Editeur de l'Empereur.
Rue et Passage Dauphine 30.

Campagne de Napoléon III

POSITIONS DU 1er JUIN.

Rapport Médico-Chirurgical.

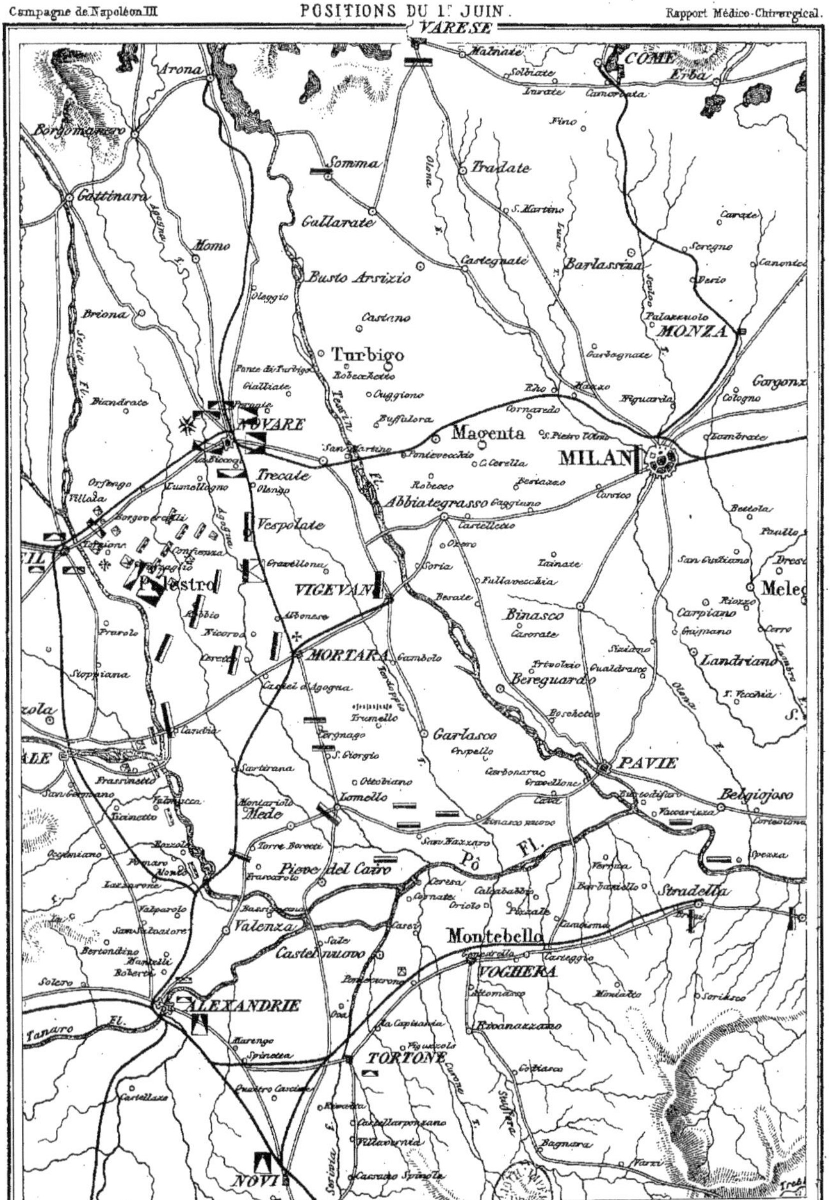

Gravé par Kautz.

Paris. Lith. Lemercier.

J. Dumaine Libraire Editeur de l'Empereur
Rue et Passage Dauphine 30.

POSITIONS DU 2 JUIN.

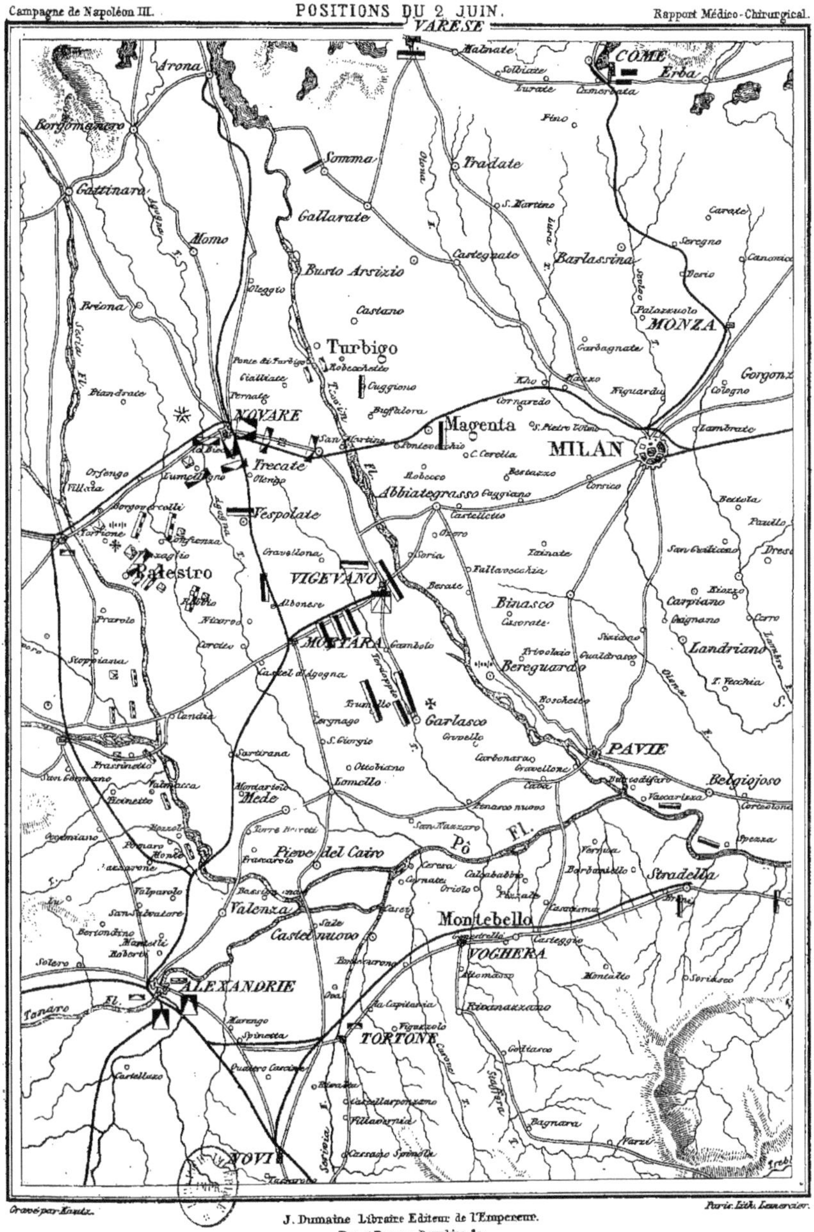

Gravé par Kautz. Paris. Lith. Lemercier.

J. Dumaine Libraire Editeur de l'Empereur.
Rue et Passage Dauphine 30.

PASSAGE DU TESSIN A TURBIGO ET COMBAT DE ROBECCHETTO. 3 Juin 1859.

Positions vers 3 heures.

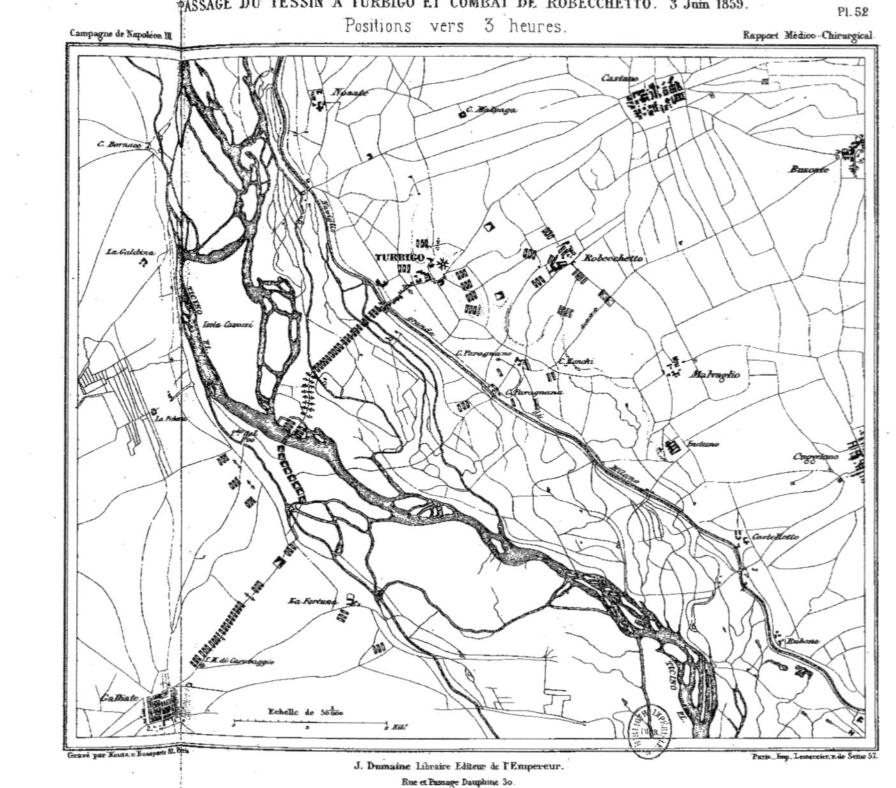

Gravé par Kautz, r. Bonaparte 82, Paris.
J. Dumaine Libraire Editeur de l'Empereur.
Rue et Passage Dauphine 30.
Paris, Imp. Lemercier, r. de Seine 57.

Campagne de Napoléon III — Rapport Médico-Chirurgical — Pl. 53

PASSAGE DU TESSIN À TURBIGO ET COMBAT DE ROBECCHETTO. 3 Juin 1859.

Positions vers 4 heures

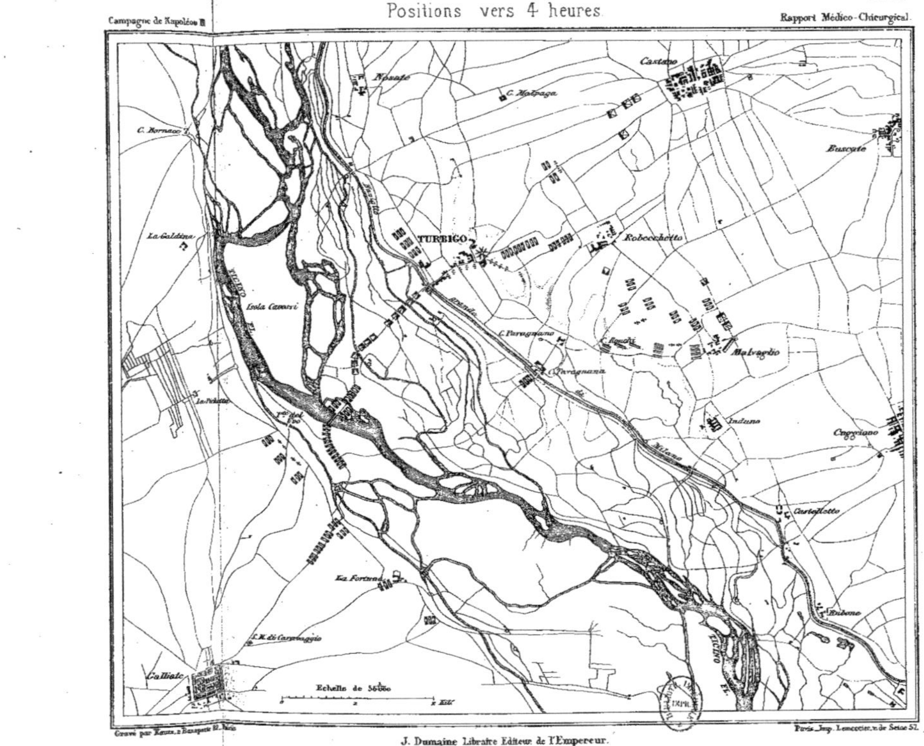

Gravé par Kautz, Paris — Paris, Imp. Lemercier — J. Dumaine Libraire Éditeur de l'Empereur. Rue et Passage Dauphine 30.

Campagne de l'Empereur Napoléon III

PASSAGE DU TESSIN À TURBIGO ET COMBAT DE ROBECCHETTO

3 Juin 1er moment vers 3 heures. 2e moment vers 4 heures et Bivouacs du 2e Corps.

Pl. 54

Rapport Médico-Chirurgical.

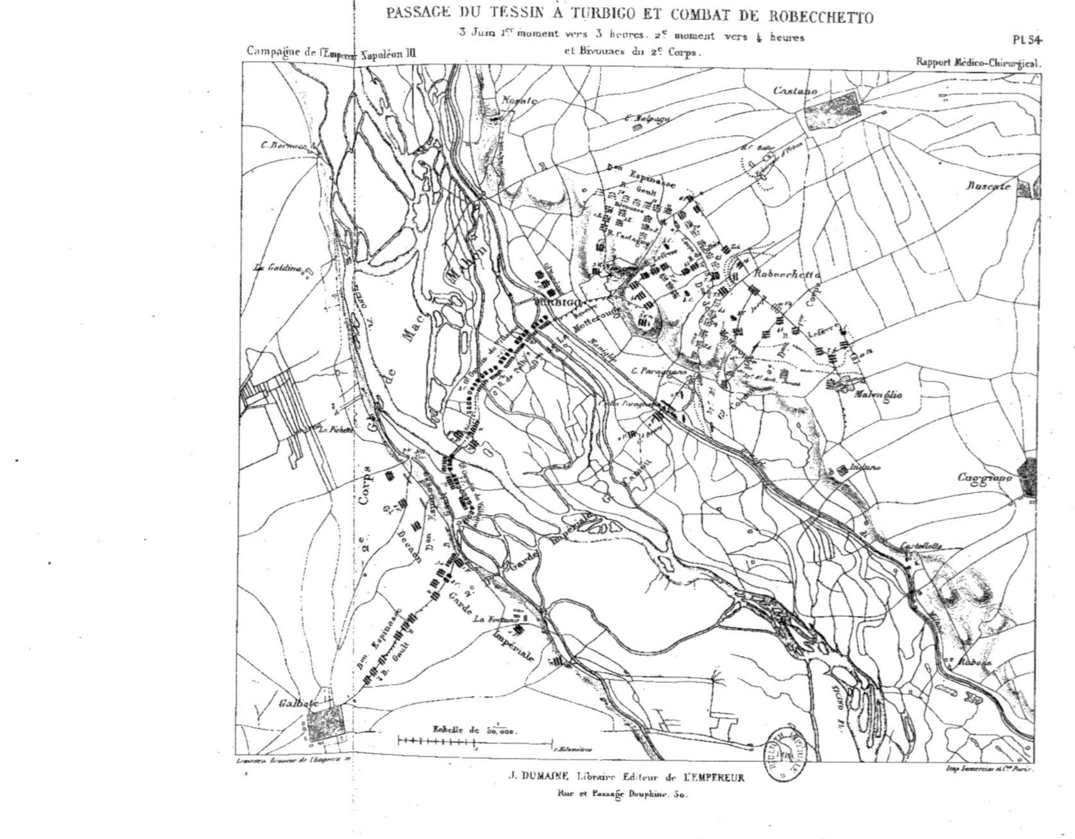

Lemaître Graveur de l'Empereur

J. DUMAINE Libraire Editeur de L'EMPEREUR
Rue et Passage Dauphine. 30.

Imp. Lemercier et Cie Paris.

Pl. 55

Campagne de Napoléon III | POSITIONS DU 3 JUIN. | Rapport Médico-Chirurgical.

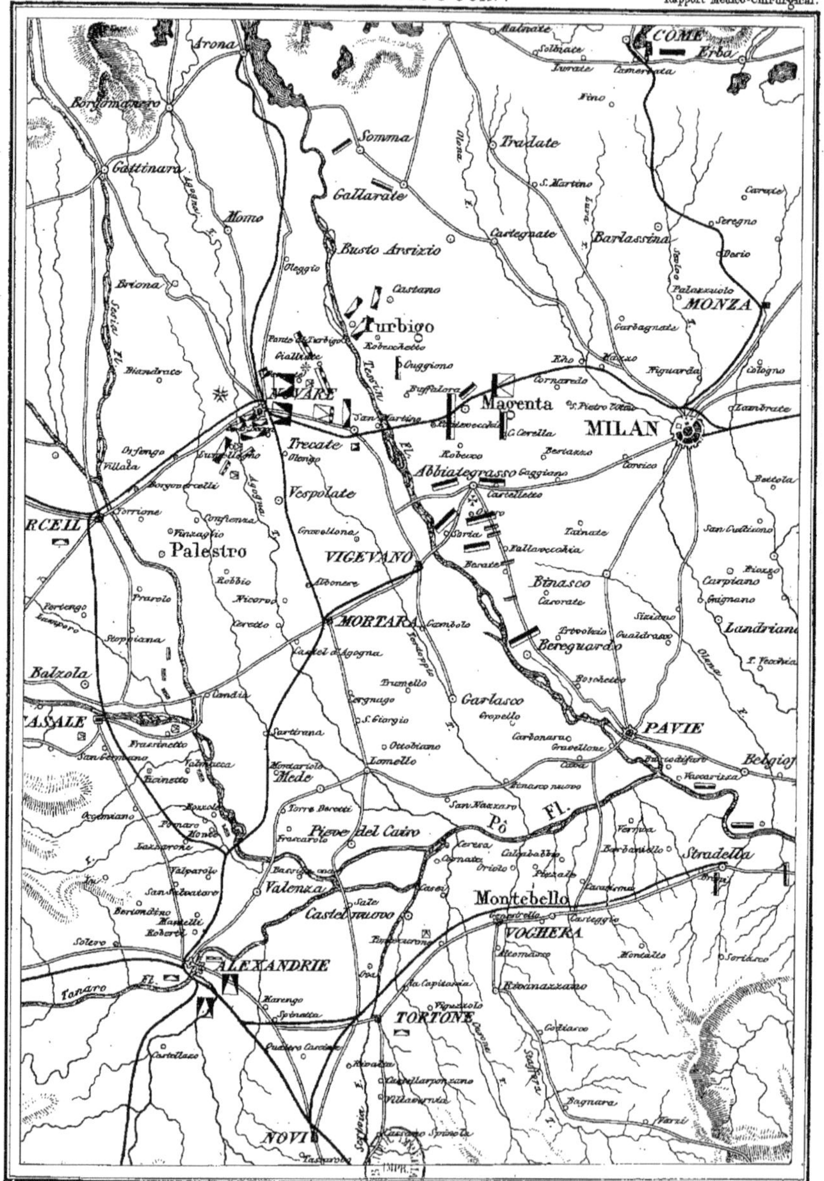

Gravé par Kautz. | Paris. Lith. Lemercier.

J. Dumaine Libraire-Éditeur de l'Empereur
Rue et Passage Dauphine 30.

Campagne de Napoléon III

BATAILLE DE MAGENTA. 4 Juin 1859.

Positions vers 2 heures.

Pl. 56

Rapport Médico-Chirurgical.

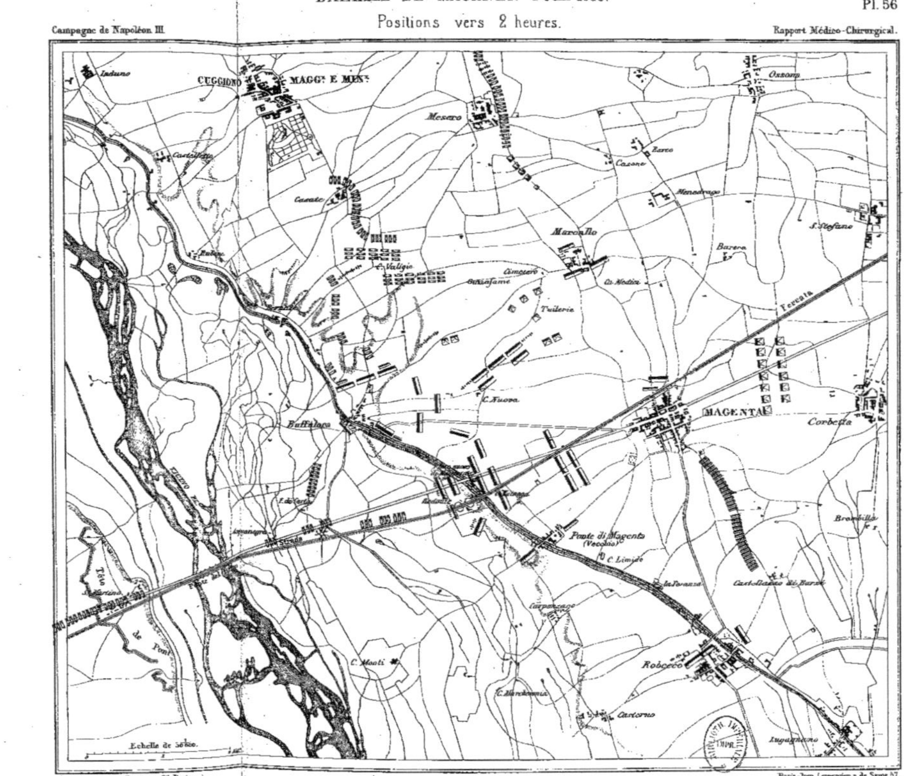

Gravé par Kautz, r. Bonaparte 82 Paris.

J. Dumaine Libraire Editeur de l'Empereur.

Rue et Passage Dauphine 30.

Paris-Imp. Lemercier, r. de Seine 57.

Campagne de Napoléon III. **BATAILLE DE MAGENTA.** 4 Juin 1859. Pl. 57.

Positions vers 3 heures et demie

Rapport Médico-Chirurgical.

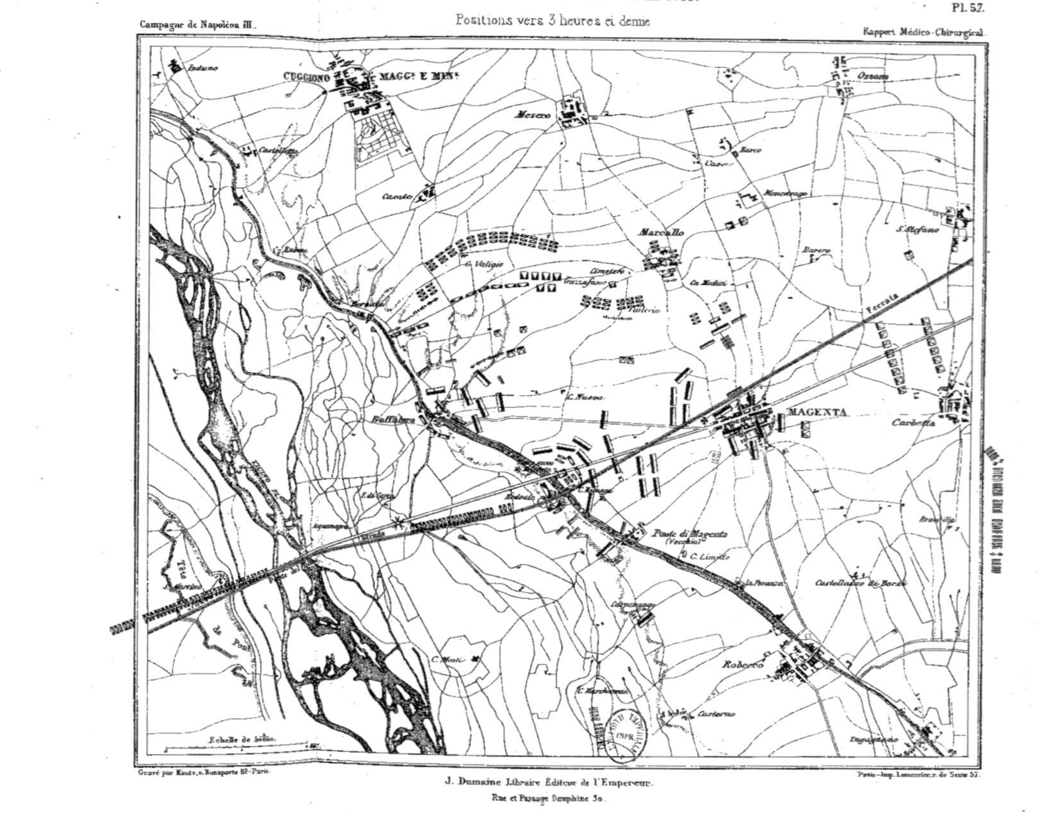

Gravé par Kaulz, r. Bonaparte 82. Paris.

J. Dumaine Libraire Éditeur de l'Empereur.
Rue et Passage Dauphine 30.

Paris. Imp. Lemercier, r. de Seine 57.

Campagne de Napoléon III.

Rapport Médico-Chirurgical.

Pl. 58

BATAILLE DE MAGENTA. 4 Juin 1859.

Positions vers 4 heures et demie.

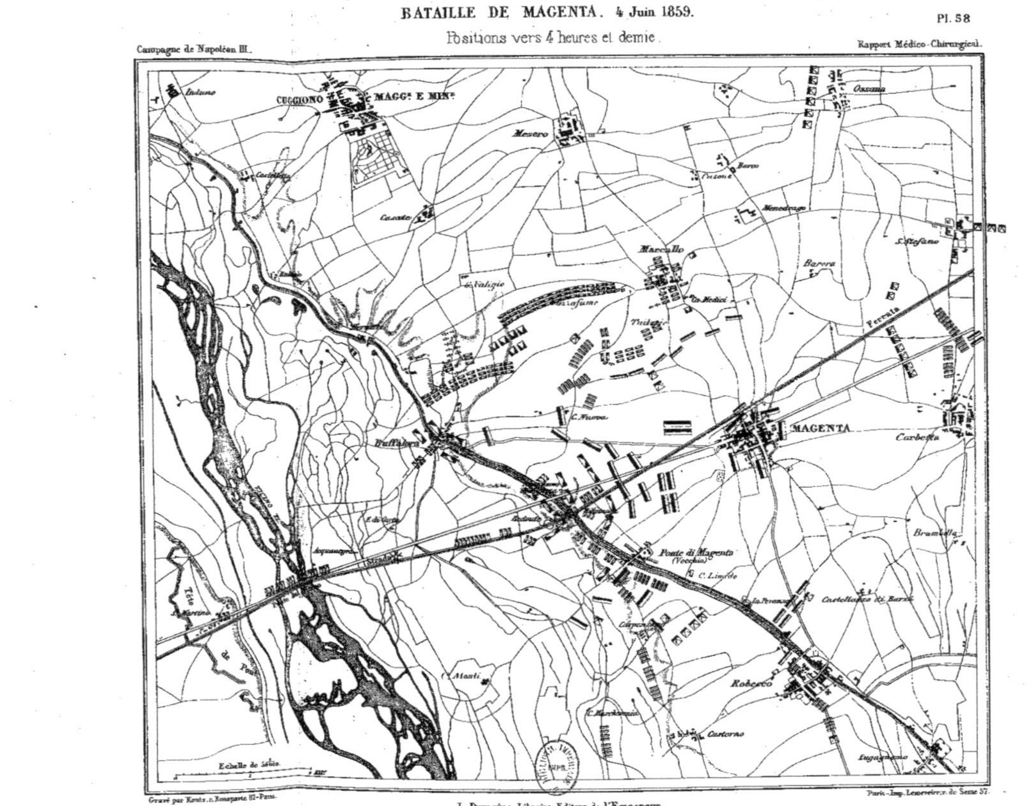

Gravé par Kautz, r. Bonaparte 82 - Paris.

Paris - Imp. Lemercier, r. de Seine 57.

J. Dumaine Libraire Editeur de l'Empereur.

Rue et Passage Dauphine 30.

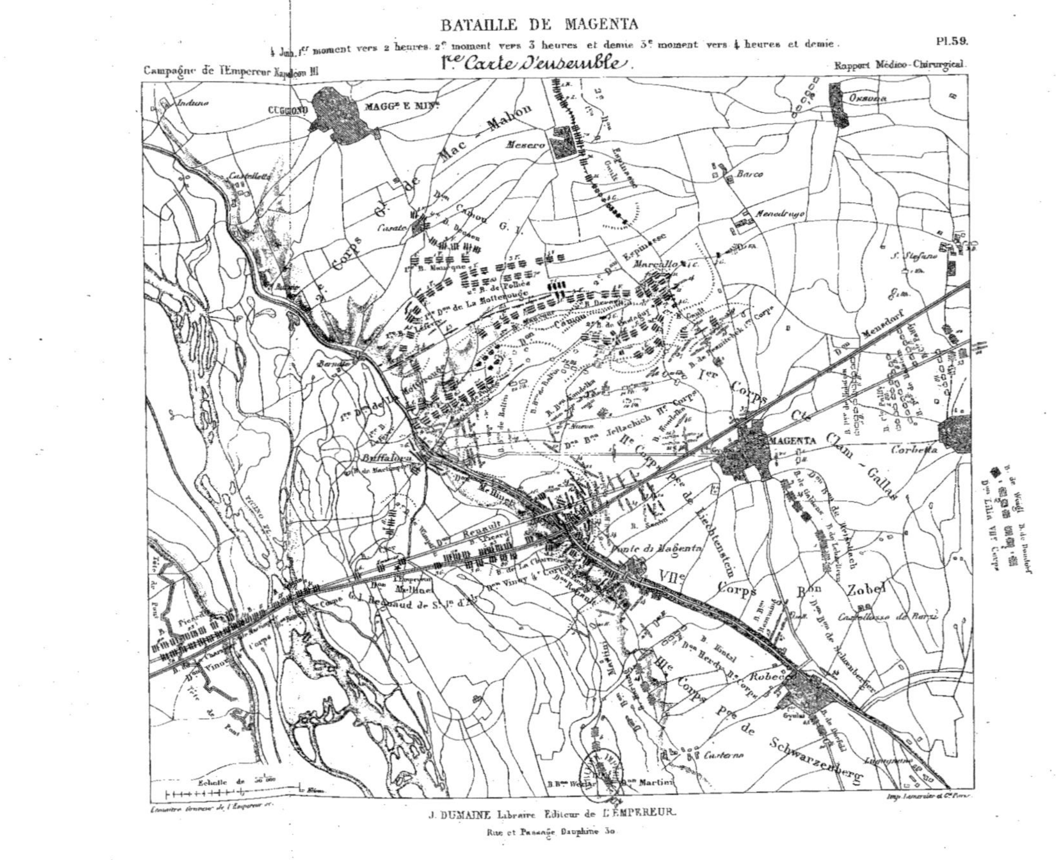

J. DUMAINE Libraire Éditeur de L'EMPEREUR.
Rue et Passage Dauphine 30.

Campagne de Napoléon III.

BATAILLE DE MAGENTA. 4 Juin 1859.

Positions vers 5 heures et demie

Pl. 60

Rapport Médico-Chirurgical.

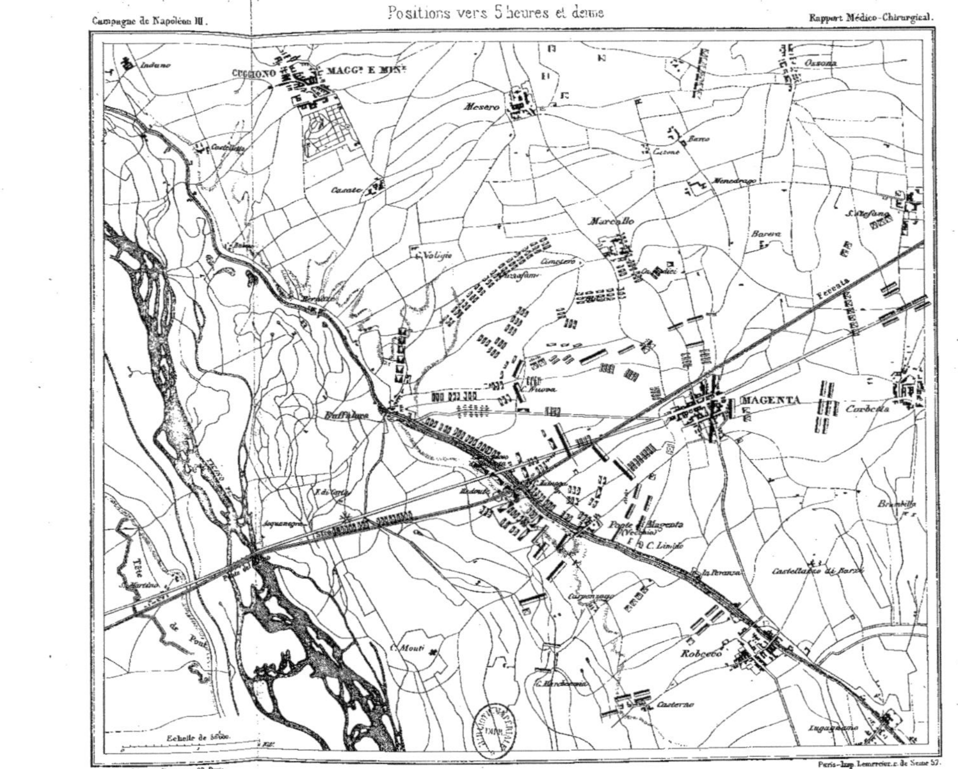

Gravé par Koutz, r. Bonaparte 82 - Paris.

Paris - Imp. Lemercier, r. de Seine 57.

J. Dumaine Libraire Editeur de l'Empereur.

Rue et Passage Dauphine 30.

BATAILLE DE MAGENTA. 4 Juin 1859.

Positions vers 7 heures

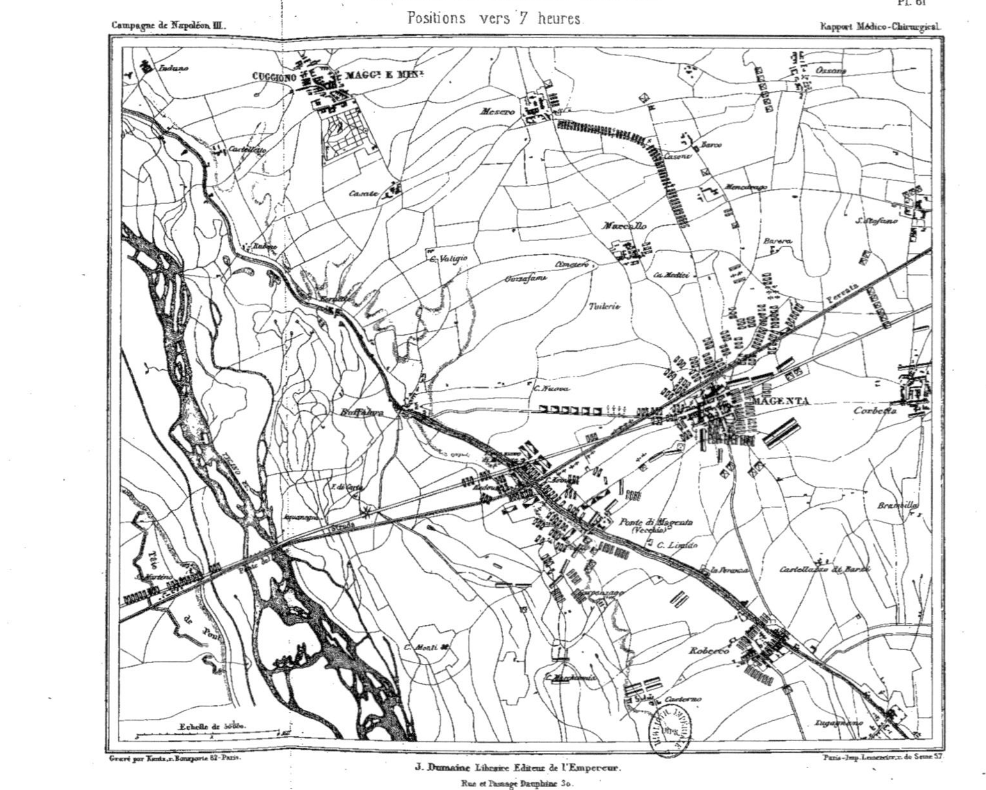

Gravé par Kautz, r. Bonaparte 82 - Paris. Paris - Imp. Lemercier, r. de Seine 57.

J. Dumaine Libraire Editeur de l'Empereur.

Rue et Passage Dauphine 30.

Campagne de Napoléon III.

BATAILLE DE MAGENTA. 4 Juin 1859.

Positions vers 8 heures.

Pl. 62

Rapport Médico-Chirurgical.

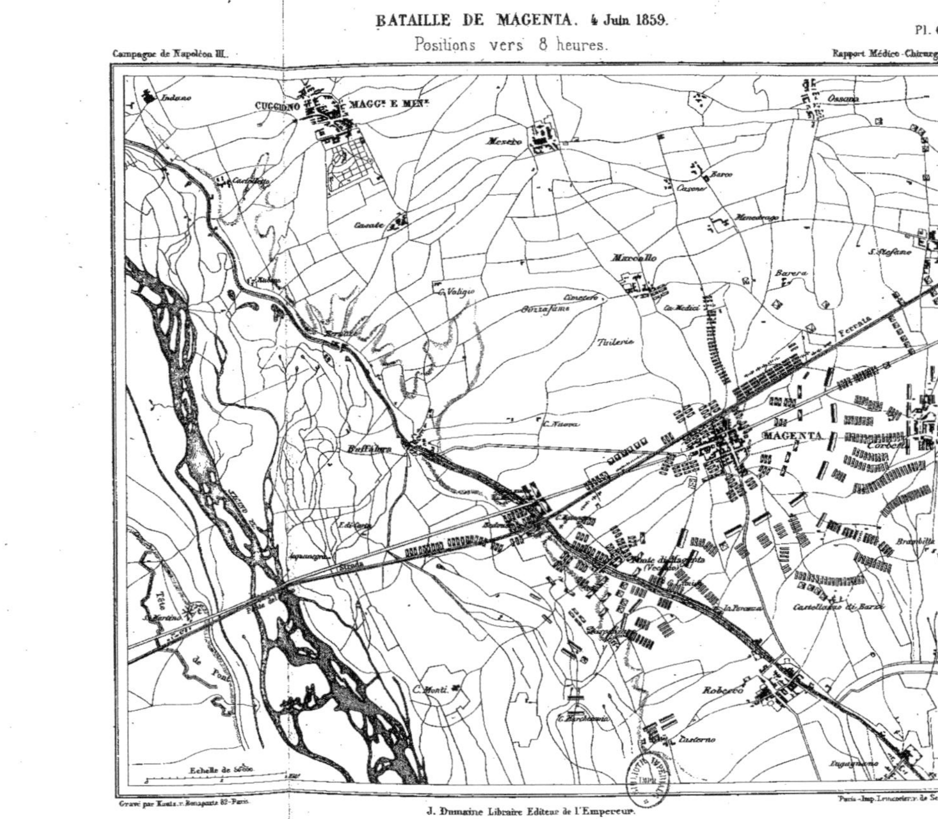

Gravé par Kautz, r. Bonaparte 82, Paris.

J. Dumaine Libraire Éditeur de l'Empereur.
Rue et Passage Dauphine 30.

Paris - Imp. Lemercier r. de Seine 57.

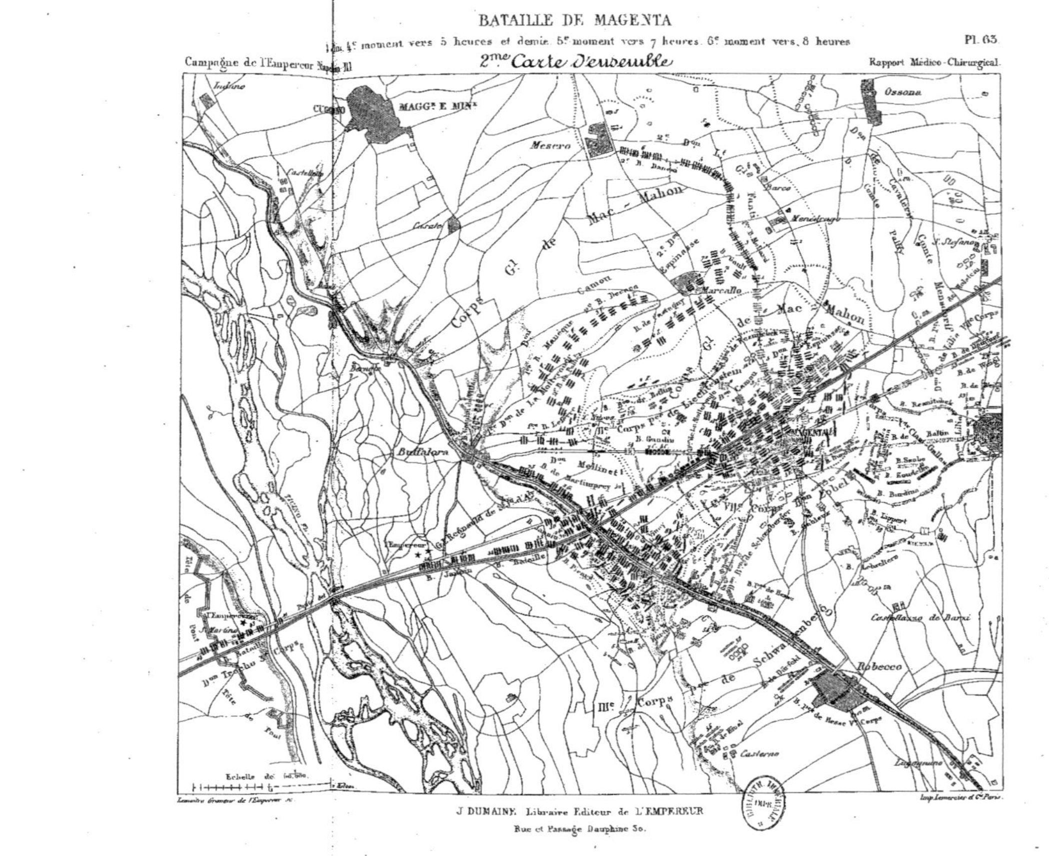
BATAILLE DE MAGENTA
4e moment vers 5 heures et demie. 5e moment vers 7 heures. 6e moment vers 8 heures
Pl. 63.
Campagne de l'Empereur Napoléon III
2me Carte d'ensemble
Rapport Médico-Chirurgical.
Induno
Cuggiono
Maggre E. Mine
Mesero
Ossona
Castelletto
Cerrato
Corps Gl de Mac-Mahon
Marcallo
Mesnerago
Pally
Buffalora
Magenta
Corps Gl de Mac-Mahon
Castellazzo de Barri
Robecco
IIIe Corps
Casterno
Lugagnano
Echelle de
Lemaître Graveur de l'Empereur
Imp. Lemercier et Cie Paris
J. DUMAINE Libraire Editeur de L'EMPEREUR
Rue et Passage Dauphine 30.

Pl. 64

Campagne de Napoléon III. POSITIONS DU 4 JUIN. Rapport Médico-Chirurgical.

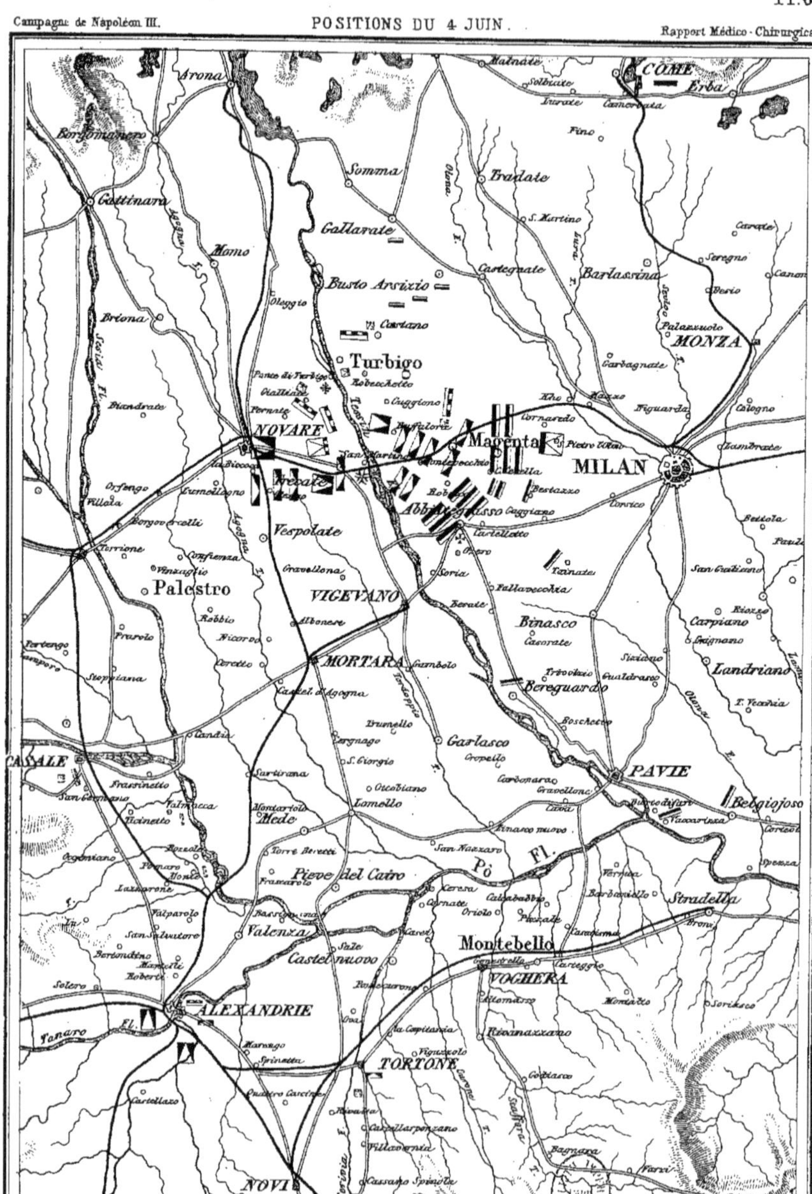

Gravé par Kautz. Paris. Lith. Lemercier.

J. Dumaine Libraire Editeur de l'Empereur.
Rue et Passage Dauphine 30.

POSITIONS DU 5 JUIN.

Gravé par Kautz.

J. Dumaine Libraire Editeur de l'Empereur.
Rue et Passage Dauphine 30.

Paris. Lith. Lemercier.

Campagne de Napoléon III. Rapport Médico-Chirurgical.

POSITIONS DU 6 JUIN.

Gravé par Rault. Paris. Lith. Lemercier.

J. Dumaine Libraire Editeur de l'Empereur.
Rue et Passage Dauphine 30.

Campagne de Napoléon III — POSITIONS DU 7 JUIN. — Rapport Médico-Chirurgical.

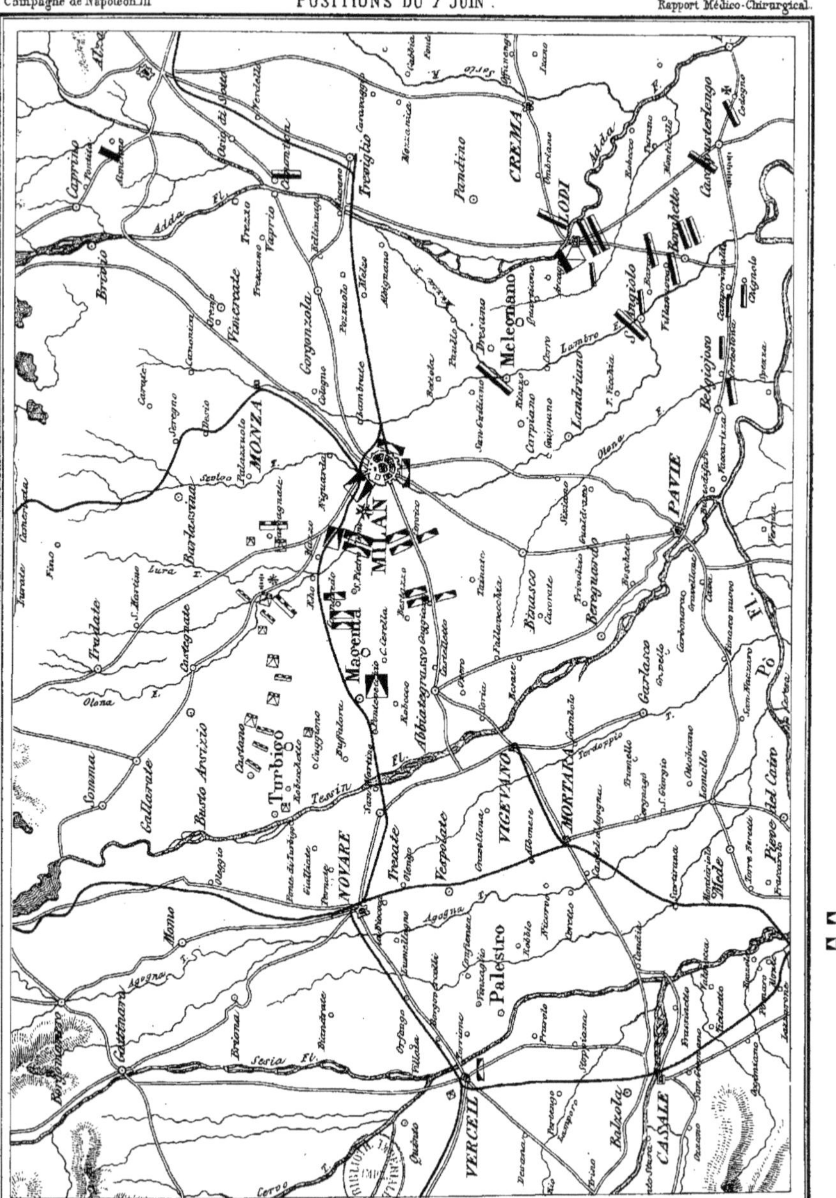

Gravé par Kautz. — Paris, lith. Lemercier.

J. Dumaine Libraire Editeur de l'Empereur
Rue et Passage Dauphine 30.

MILAN

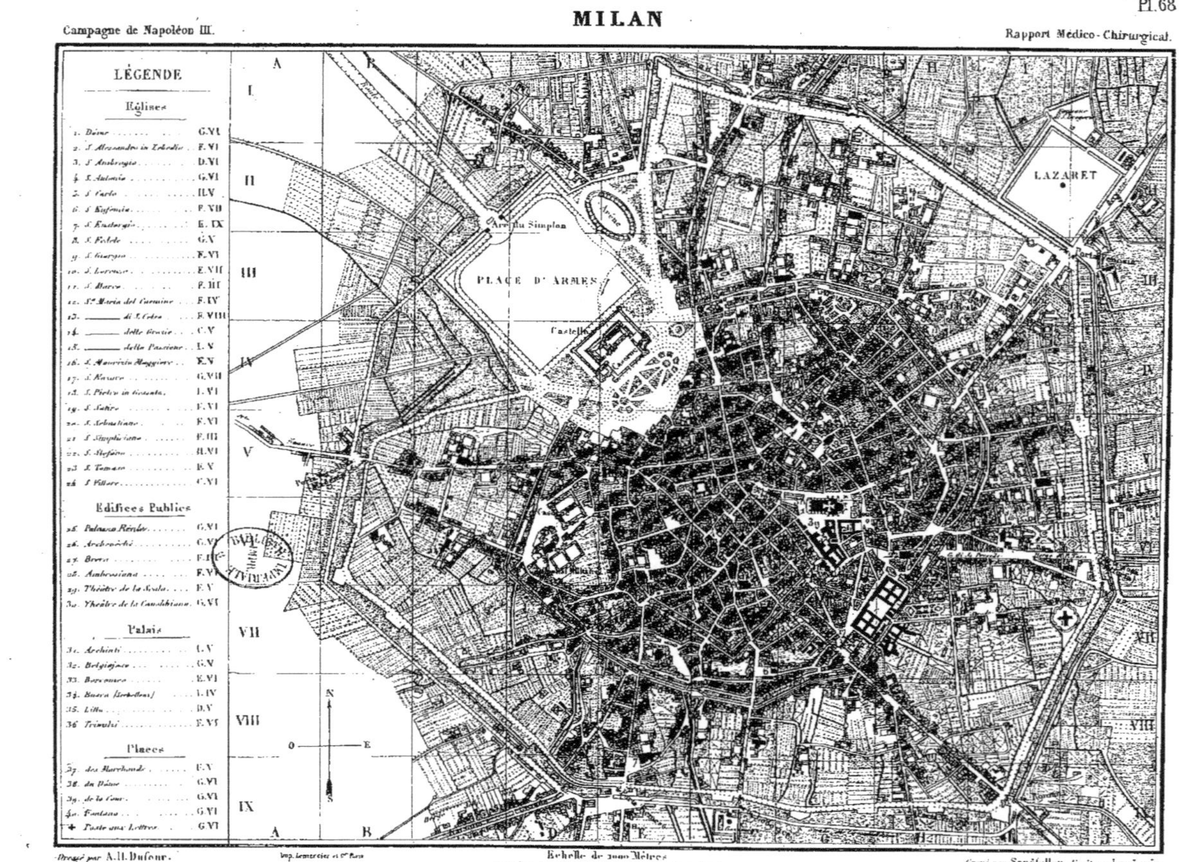

Librairie Hachette et Cie
Boulevard St Germain 77.

Campagne de Napoléon III. | Pl. 69

COMBAT DE MELEGNANO. 8 Juin 1859.

Positions vers 6 heures

Rapport Médico-Chirurgical.

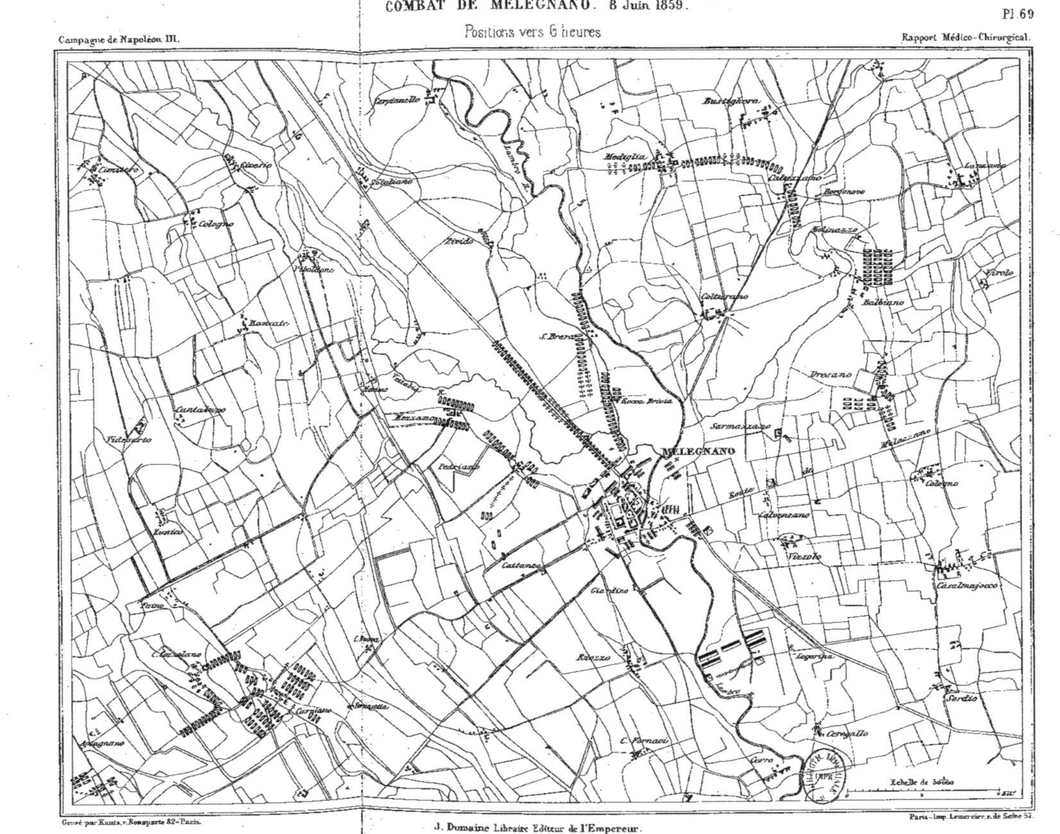

Gravé par Kautz, r. Bonaparte 32 - Paris.

J. Dumaine Libraire Editeur de l'Empereur.

Rue et Passage Dauphine 30.

Paris - Imp. Lemercier, r. de Seine 57.

COMBAT DE MELEGNANO. 8 Juin 1859.

Positions vers 7 heures et demie.

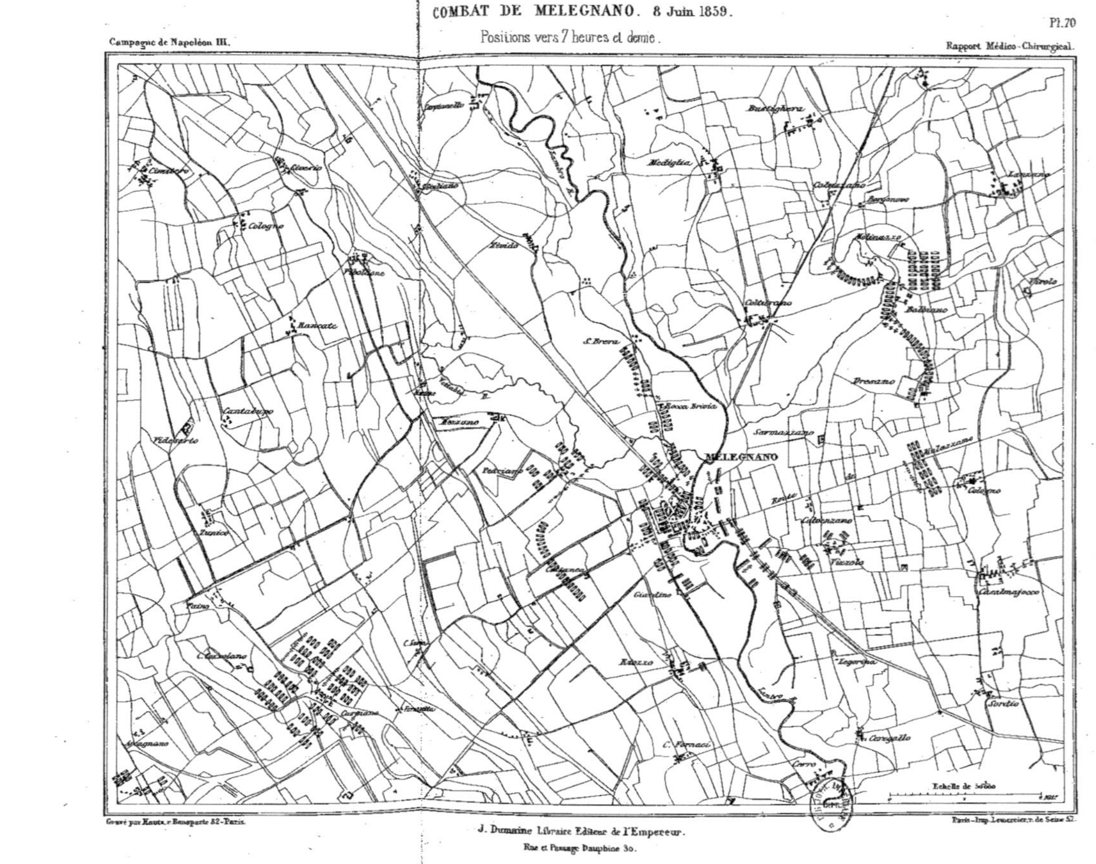

Gravé par Kautz, r. Bonaparte 82 - Paris.

J. Dumaine Libraire Editeur de l'Empereur.

Rue et Passage Dauphine 30.

Paris - Imp. Lemercier, r. de Seine 57.

Campagne de l'Empereur Napoléon III

COMBAT DE MELEGNANO

8 Juin 1er moment vers 6 heures. 2e moment vers 7 heures et demie

Carte d'ensemble

Pl. 71

Rapport Médico-Chirurgical.

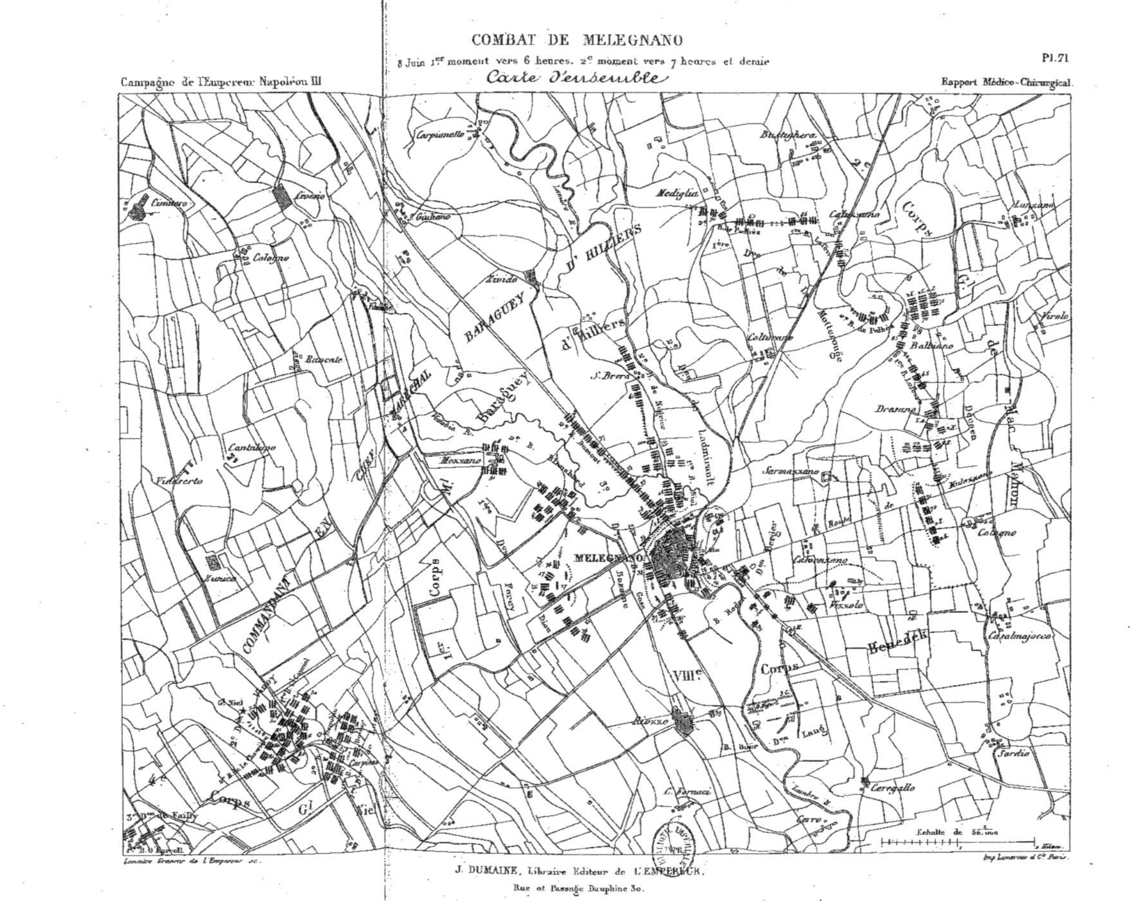

Lemaître Graveur de l'Empereur sc.

J. DUMAINE, Libraire Editeur de L'EMPEREUR,
Rue et Passage Dauphine 30.

Imp. Lemercier & Cie Paris.

Pl. 72

Campagne de Napoléon III. | POSITIONS DU 8 JUIN. | Rapport Médico-Chirurgical.

Gravé par Kautz. | Paris. Lith. Lemercier.

J. Dumaine Libraire Editeur de l'Empereur
Rue et Passage Dauphine 30.

Campagne de Napoléon III. POSITIONS DU 9 JUIN. Rapport Médico-Chirurgical.

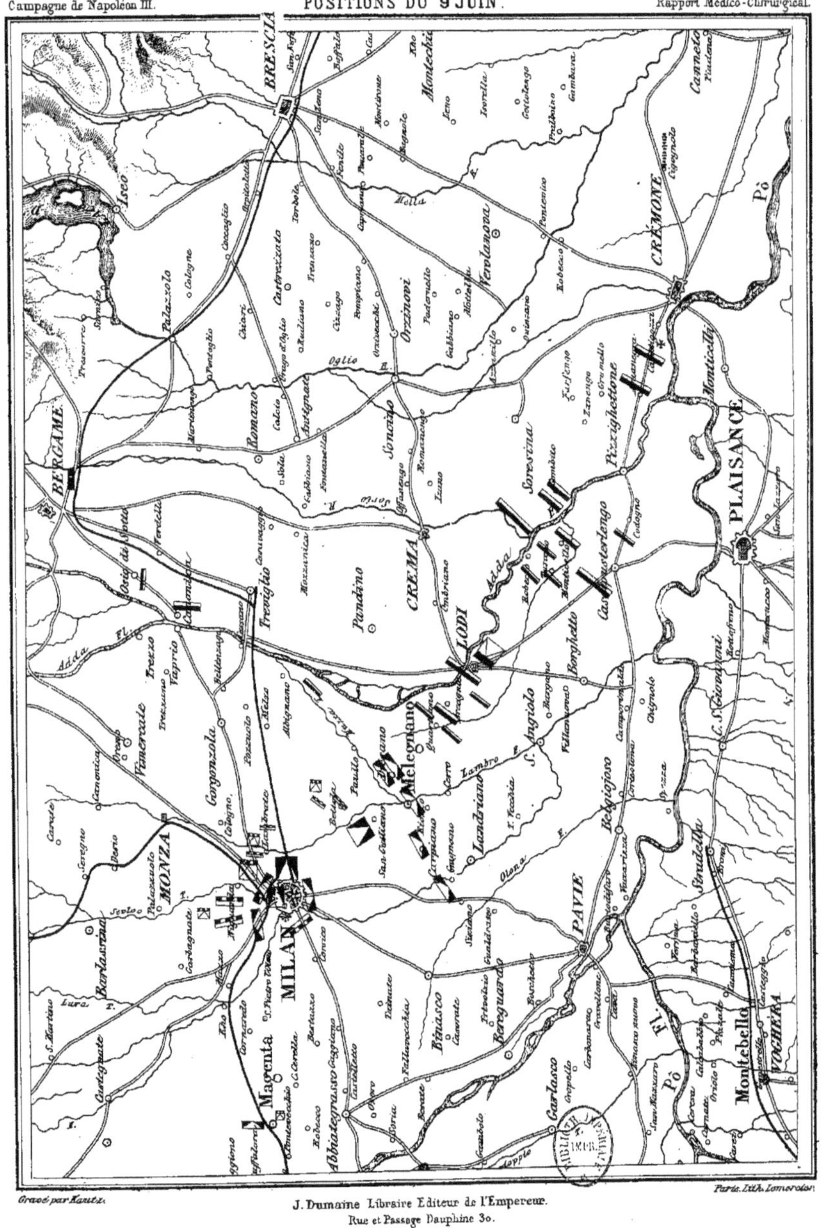

Gravé par Kautz. Paris. Lith. Lemercier.

J. Dumaine Libraire Éditeur de l'Empereur.
Rue et Passage Dauphine 30.

Pl. 74

Campagne de Napoléon III. POSITIONS DU 10 JUIN. Rapport Médico-Chirurgical.

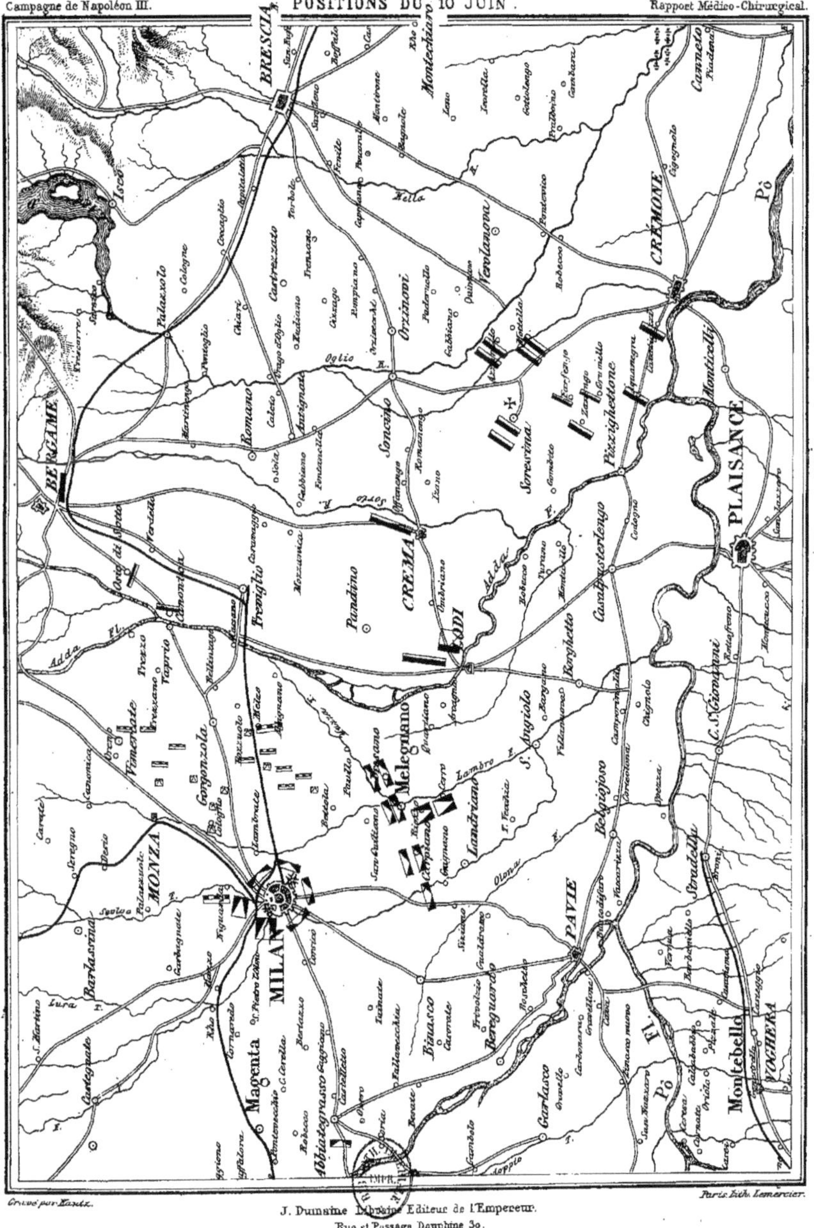

Gravé par Kautz. J. Dumaine Libraire Éditeur de l'Empereur. Rue et Passage Dauphine 30. Paris. lith. Lemercier.

Pl. 75

Campagne de Napoléon III

POSITIONS DU 11 JUIN

Rapport Médico-Chirurgical.

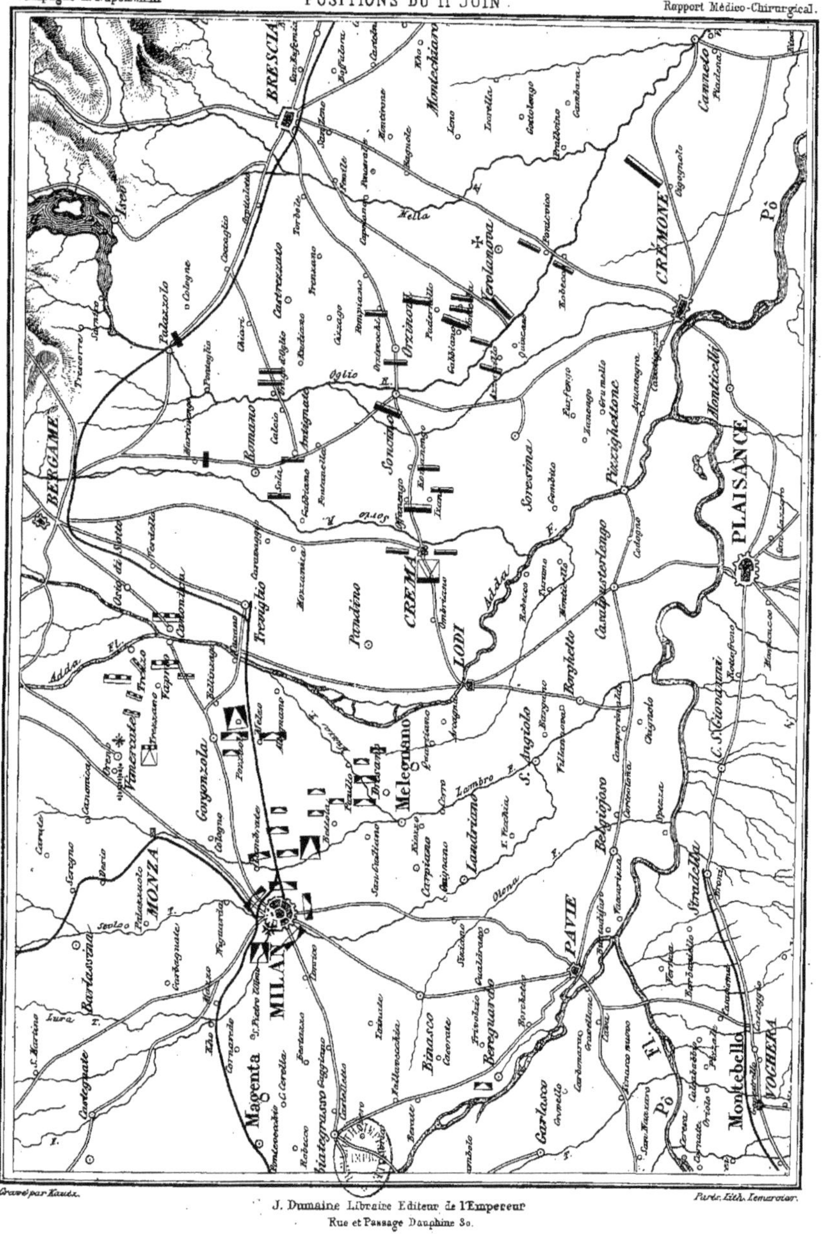

Gravé par Kautz.

J. Dumaine Libraire Editeur de l'Empereur
Rue et Passage Dauphine 30.

Paris. Lith. Lemercier.

Pl. 76

POSITIONS DU 12 JUIN

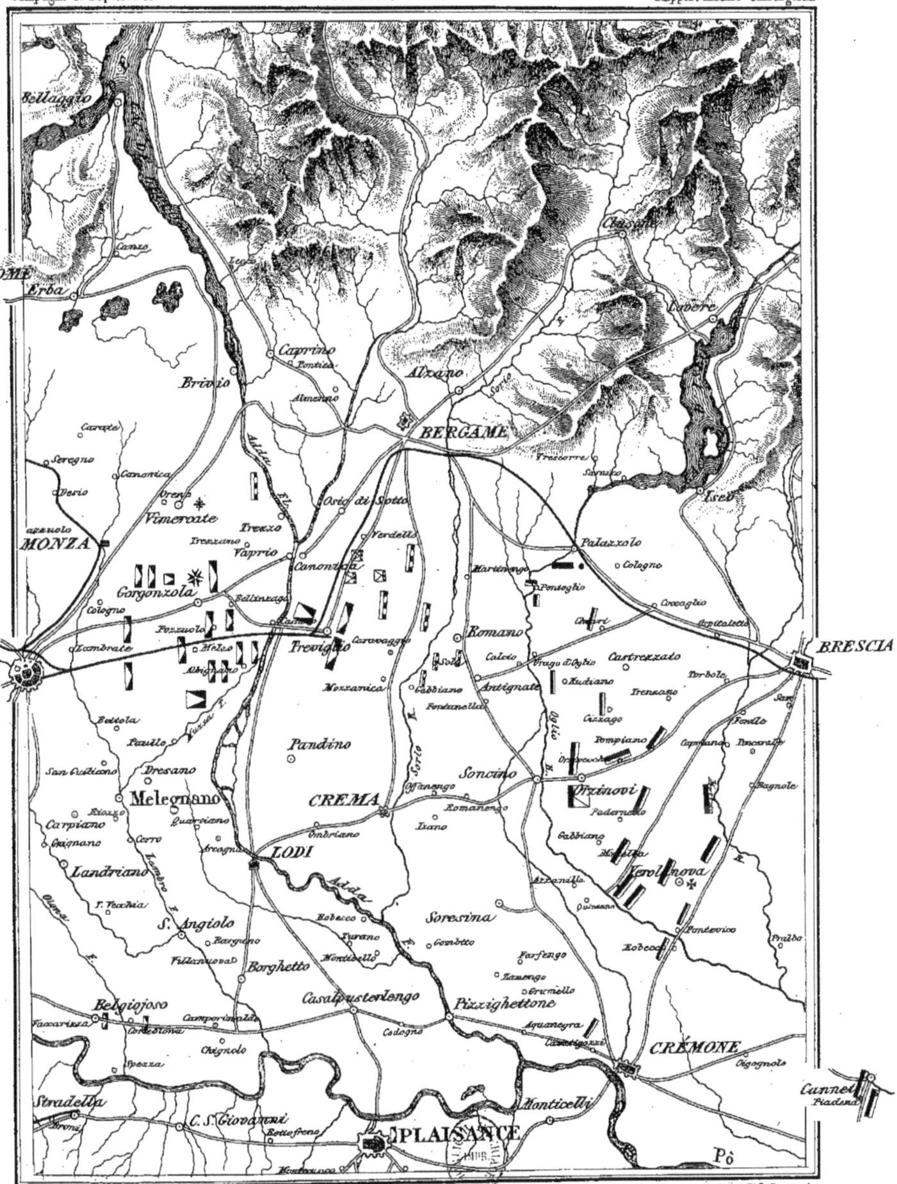

Gravé par Kautz. Paris. Lith. Lemercier.

J. Dumaine Libraire Editeur de l'Empereur.
Rue et Passage Dauphine 30.

Campagne de Napoléon III. POSITIONS DU 13 JUIN Rapport M. -Chirurgical. Pl. 77

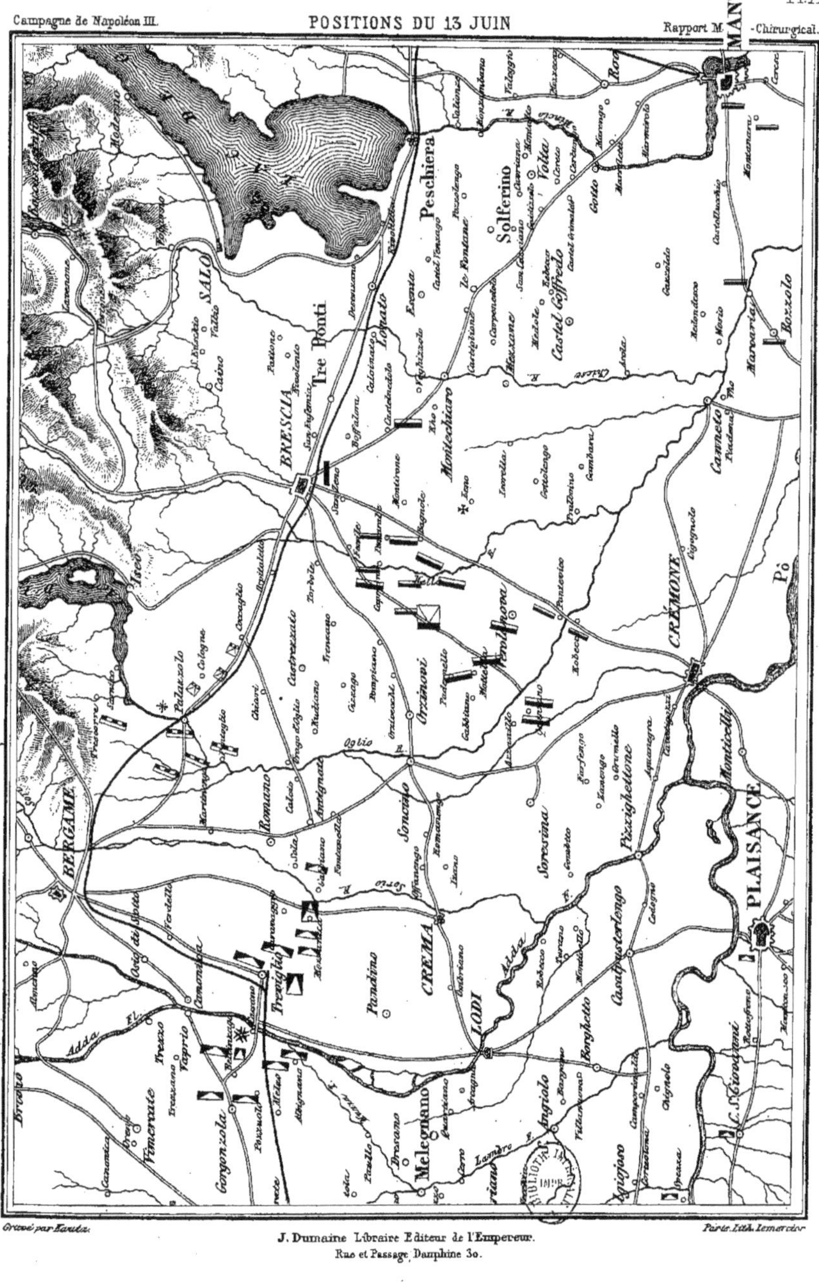

Gravé par Karutz.
J. Dumaine Libraire Éditeur de l'Empereur.
Rue et Passage Dauphine 30.
Paris. Lith. Lemercier

Campagne de Napoléon III. POSITIONS DU 14 JUIN. Rapport Médico-Chirurgical.

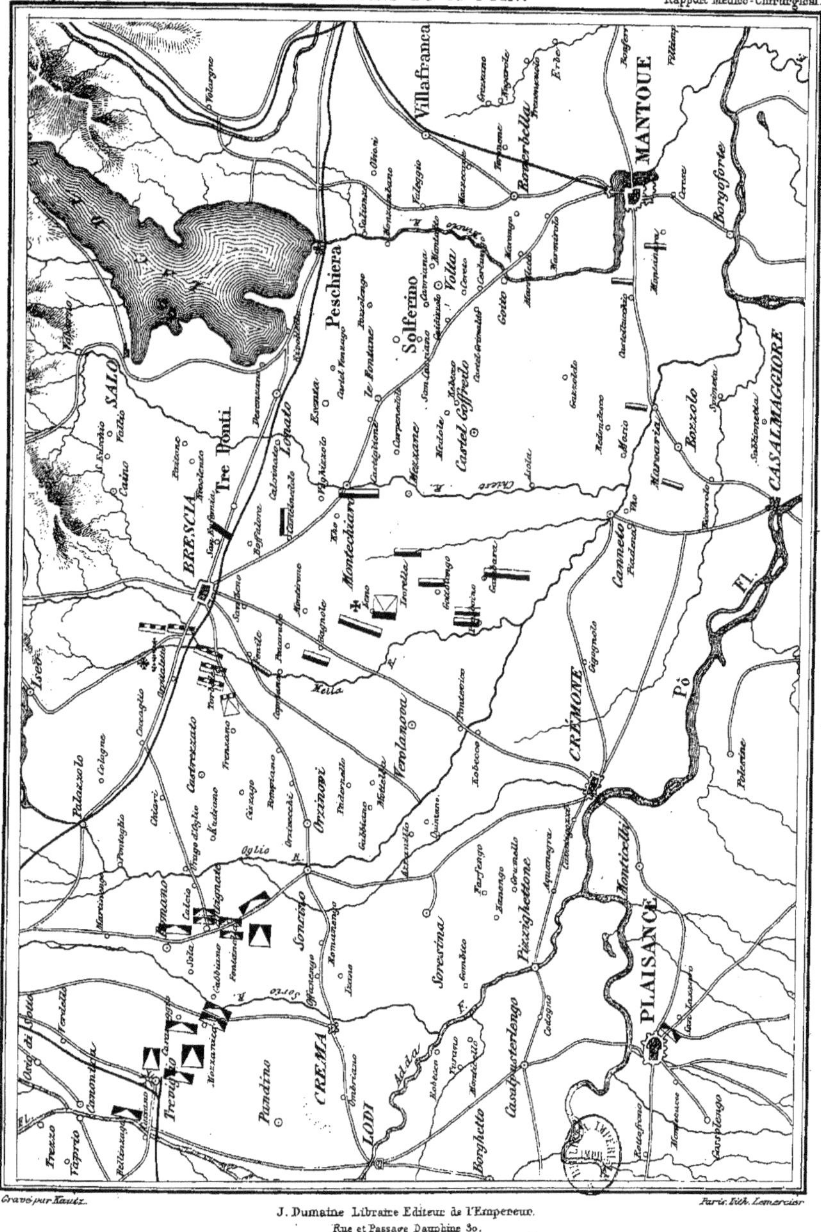

Gravé par Kautz. J. Dumaine Libraire Éditeur de l'Empereur. Rue et Passage Dauphine 30. Paris. lith. Lemercier

Pl.79

Campagne de Napoléon III

POSITIONS DU 15 JUIN.

Rapport Médico-Chirurgical.

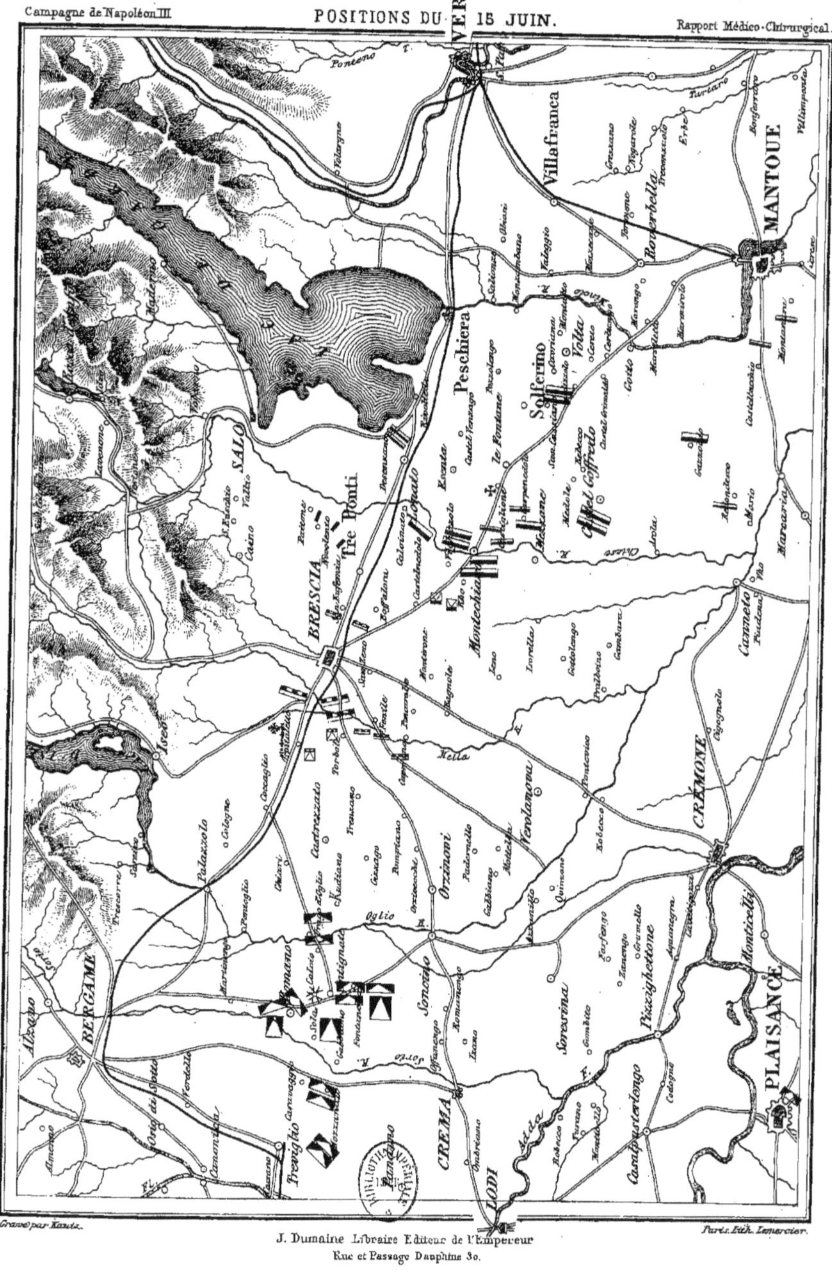

Gravé par Kautz.
J. Dumaine Libraire Editeur de l'Empereur
Rue et Passage Dauphine 30.
Paris. Lith. Lemercier.

Campagne de Napoléon III. POSITIONS DU 16 JUIN. Rapport Médico-Chirurgical.

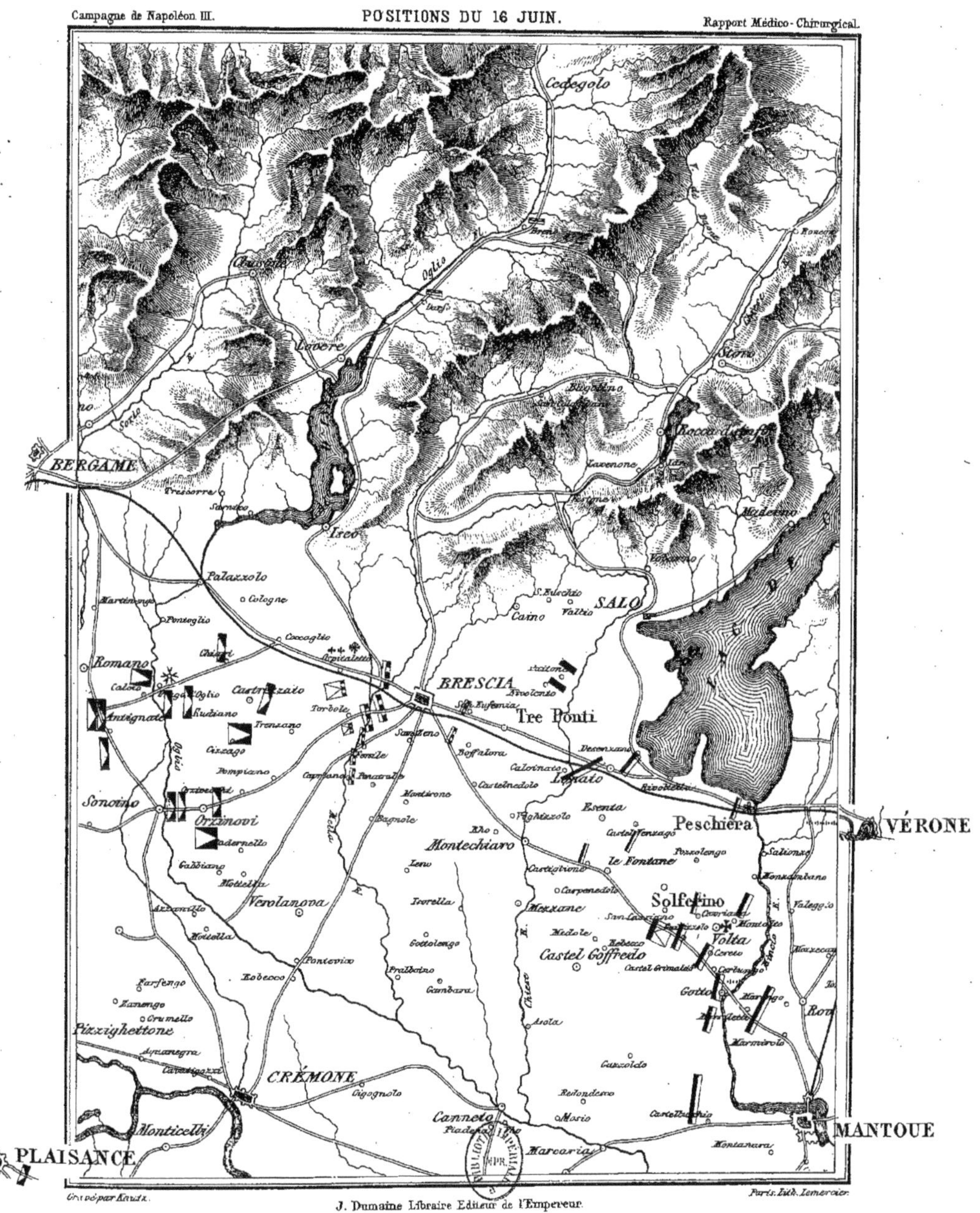

Gravé par Kautz. Paris. Lith. Lemercier.

J. Dumaine Libraire Editeur de l'Empereur.
Rue et Passage Dauphine 30.

POSITIONS DU 17 JUIN.

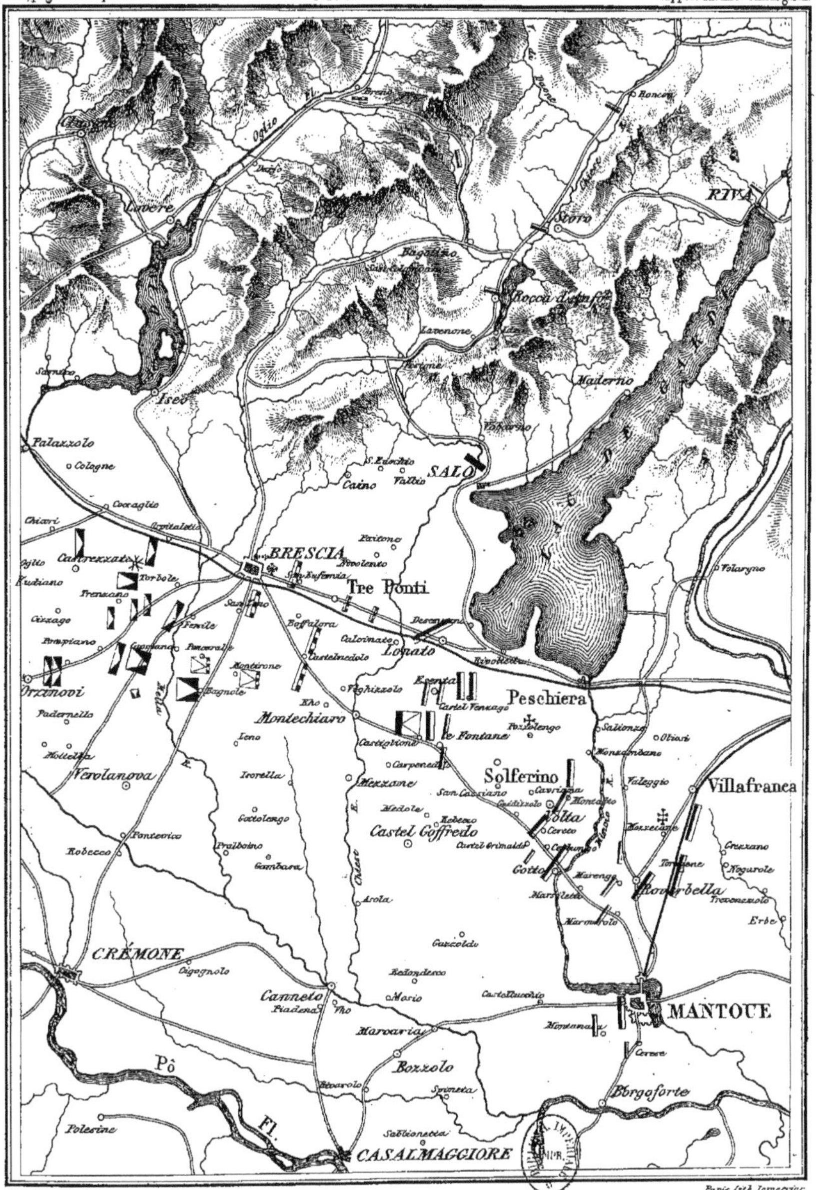

Gravé par Kautz.

Paris. Lith. Lemercier.

J. Dumaine Libraire Editeur de l'Empereur.
Rue et Passage Dauphine 30.

POSITIONS DU 18 JUIN.

Brescia
Tre Ponti
Lonato
Peschiera
Solferino
Volta
Villafranca
Roverbella
Mantoue
Castel Goffredo
Montechiaro
Salo
Riva
Arco
Iseo
Canneto
Casalmaggiore
Borgoforte
Pô
Fl.

Gravé par Kautz.

Paris. Lith. Lemercier.

J. Dumaine Libraire Editeur de l'Empereur.
Rue et Passage Dauphine 30.

Campagne de Napoléon III — POSITIONS DU 19 JUIN. — Rapport Médico-Chirurgical.

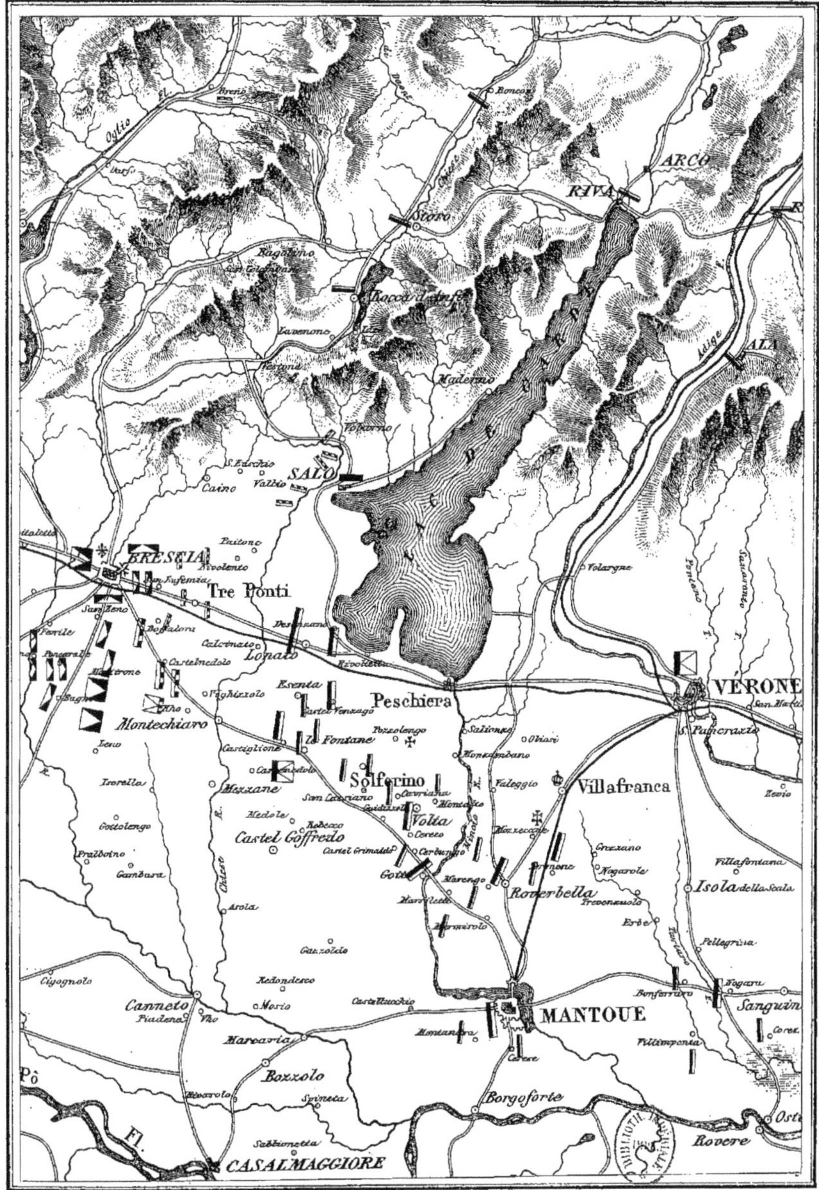

Gravé par Kautz. — Paris. Lith. Lemercier.

J. Dumaine Libraire Editeur de l'Empereur
Rue et Passage Dauphine 30.

Campagne de Napoléon III. POSITIONS DU 20 JUIN. Rapport Médico-Chirurgical.

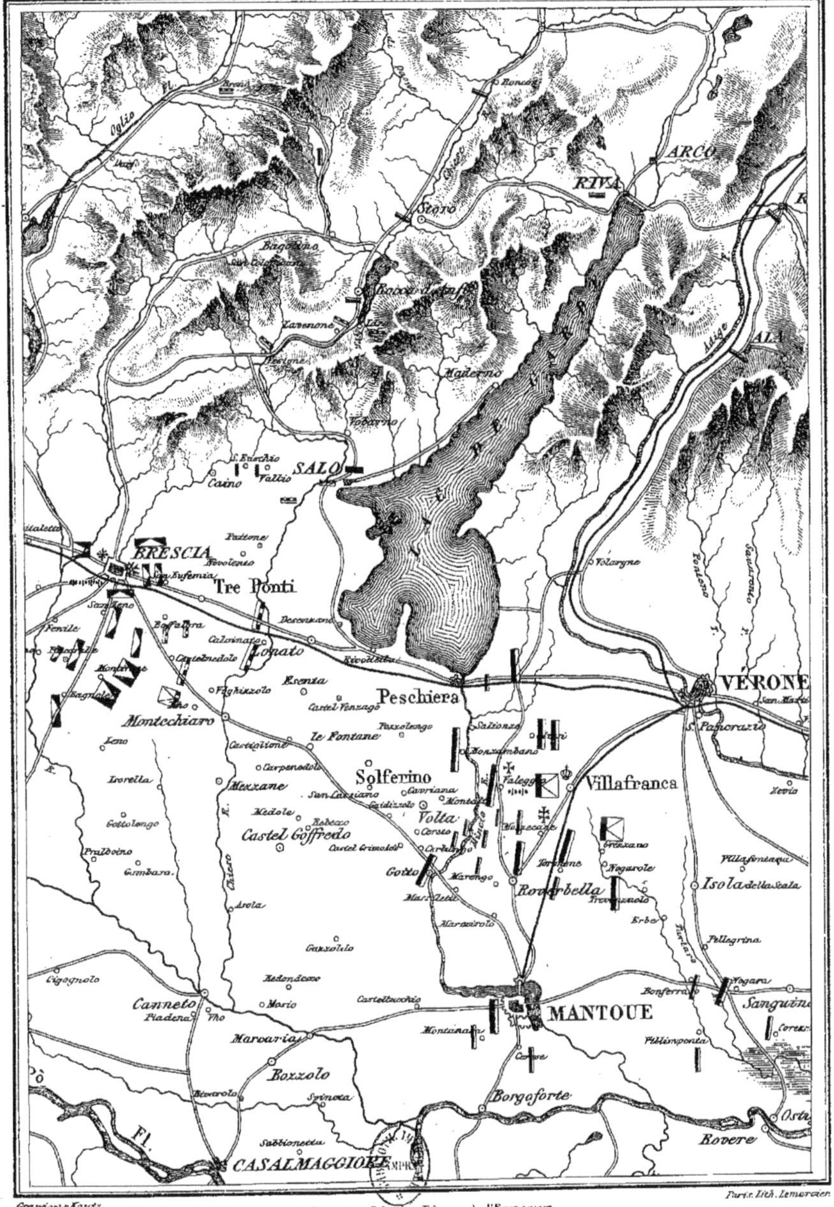

Gravé par Kautz. Paris. Lith. Lemercier.

J. Dumaine Libraire Éditeur de l'Empereur.
Rue et Passage Dauphine 30.

Campagne de Napoléon III. POSITIONS DU 21 JUIN. Rapport Médico-Chirurgical.

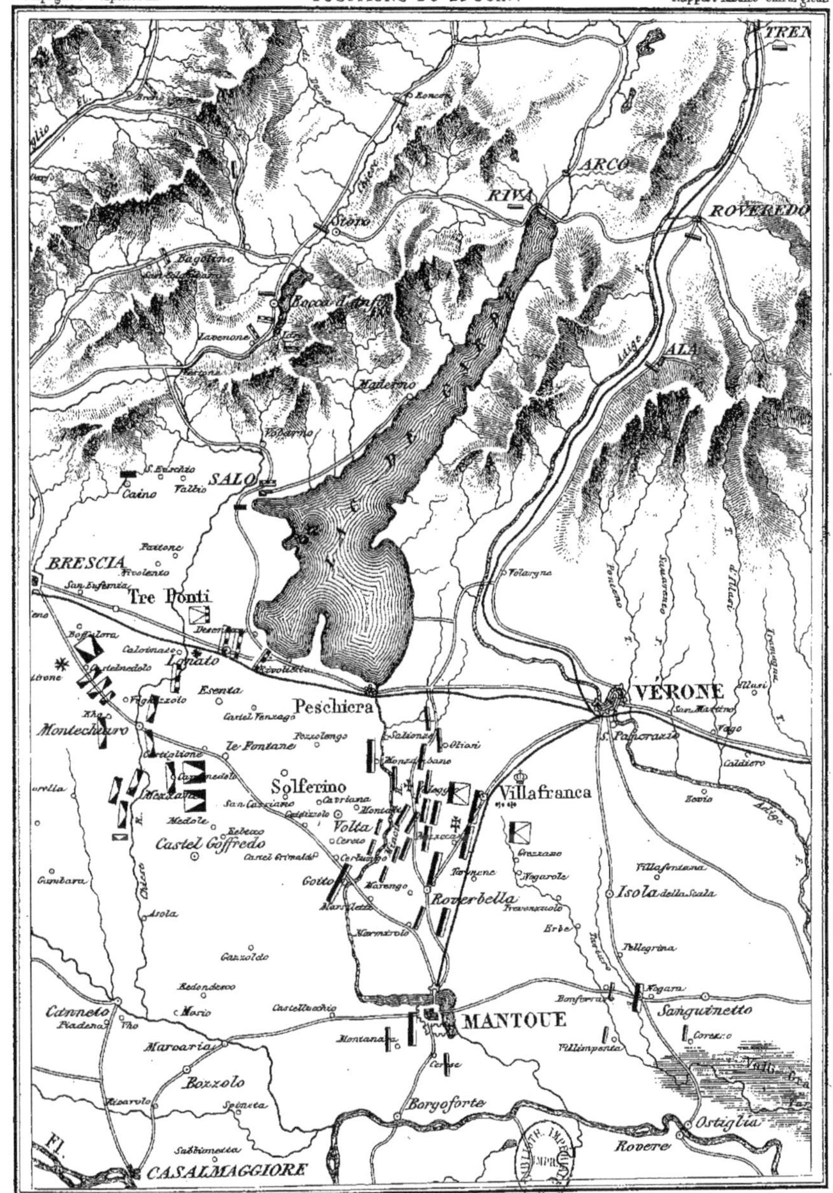

Gravé par Kautz. Paris. Lith. Lemercier.

J. Dumaine Libraire Editeur de l'Empereur.
Rue et Passage Dauphine 30.

Campagne de Napoléon III. POSITIONS DU 22 JUIN. Rapport Médico-Chirurgical.

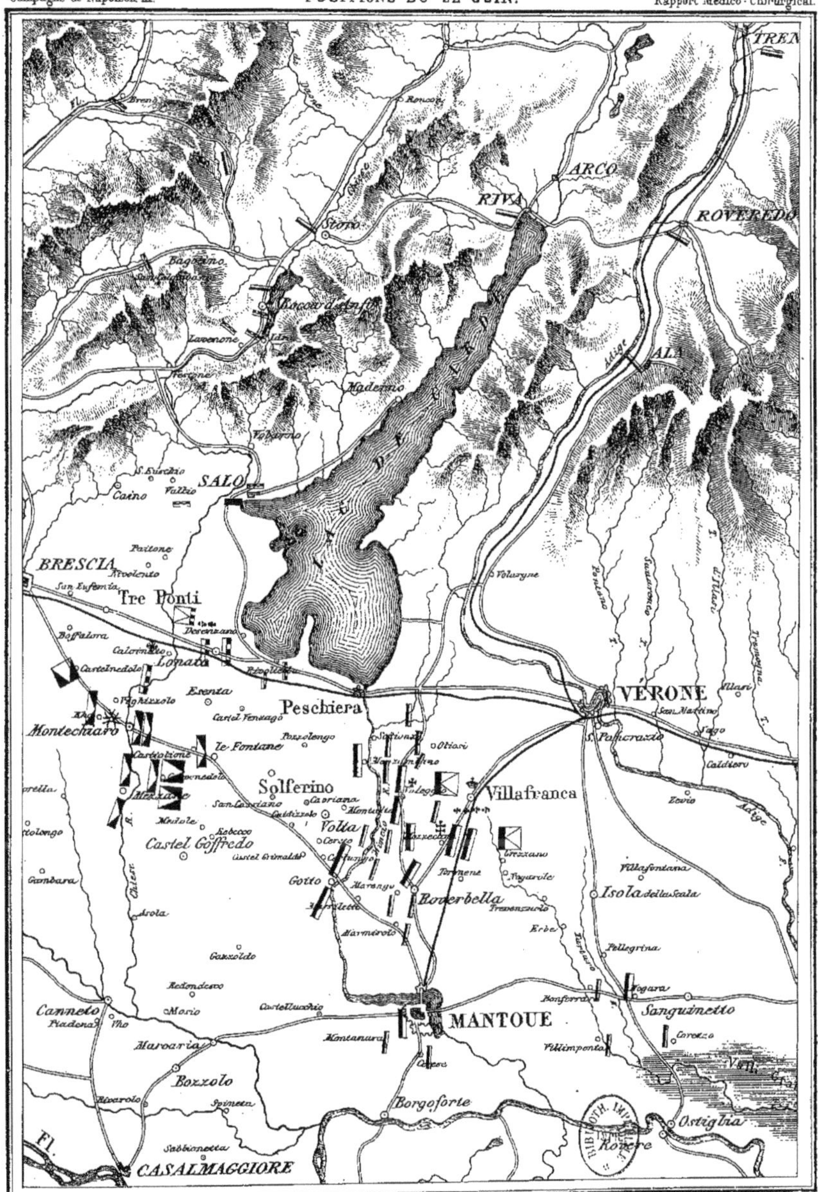

Gravé par Kautz. Paris, lith. Lemercier

J. Dumaine Libraire Editeur de l'Empereur.
Rue et Passage Dauphine 30.

Campagne de Napoléon III. POSITIONS DU 23 JUIN. Rapport Médico-Chirurgical.

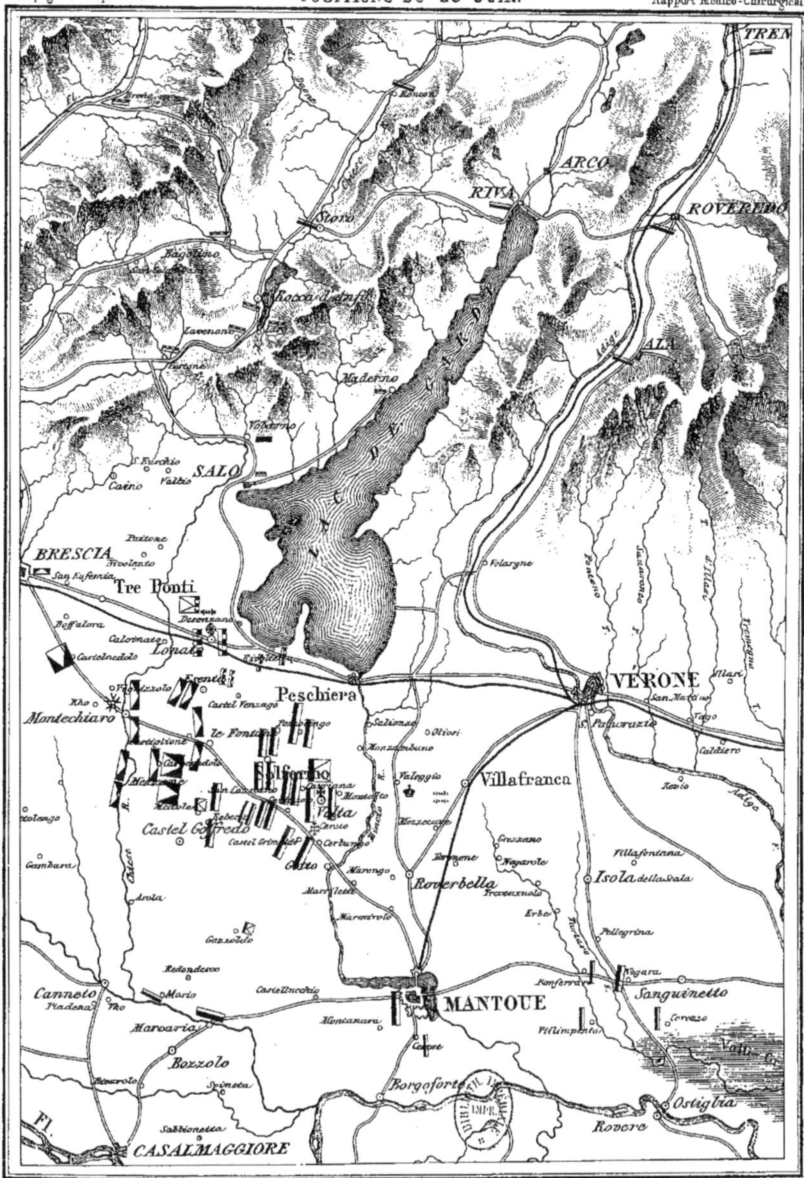

Gravé par Kautz. Paris. Lith. Lemercier.

J. Dumaine Libraire Editeur de l'Empereur.
Rue et Passage Dauphine 30.

BATAILLE DE SOLFERINO. 24 Juin 1859.

Positions de 3 à 6 heures du Matin.

Campagne de Napoléon III. | Pl. 88 | Rapport Médico-Chirurgical.

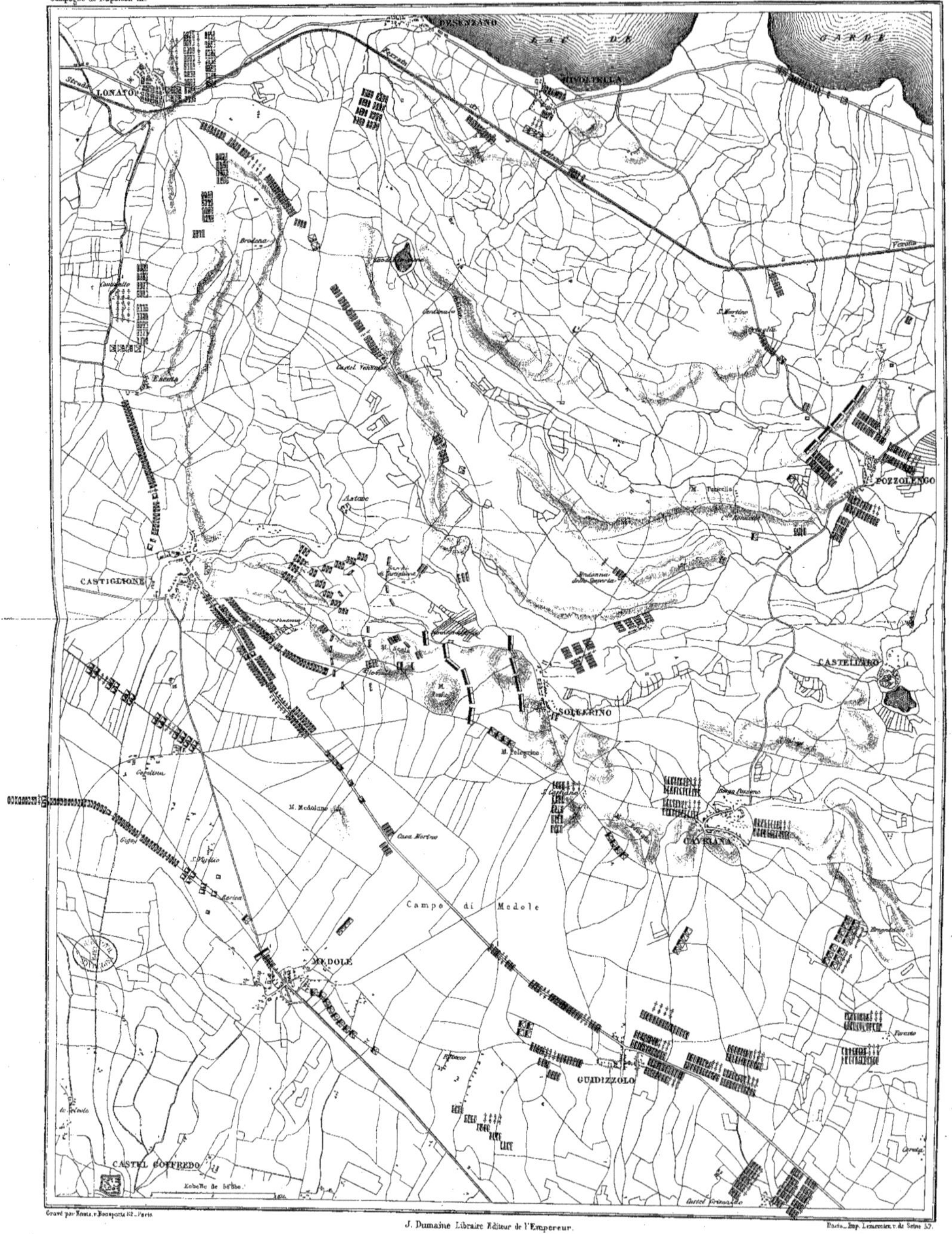

Gravé par Erhard, r. Bonaparte 42, Paris

J. Dumaine Libraire Éditeur de l'Empereur.

Rue et Passage Dauphine 30.

Imp. Lemercier, r. de Seine 57.

BATAILLE DE SOLFERINO 24 Juin 1859. Pl. 89

Positions de 6 à 8 heures du Matin.

agne de Napoléon III. Rapport Médico-Chirurgical.

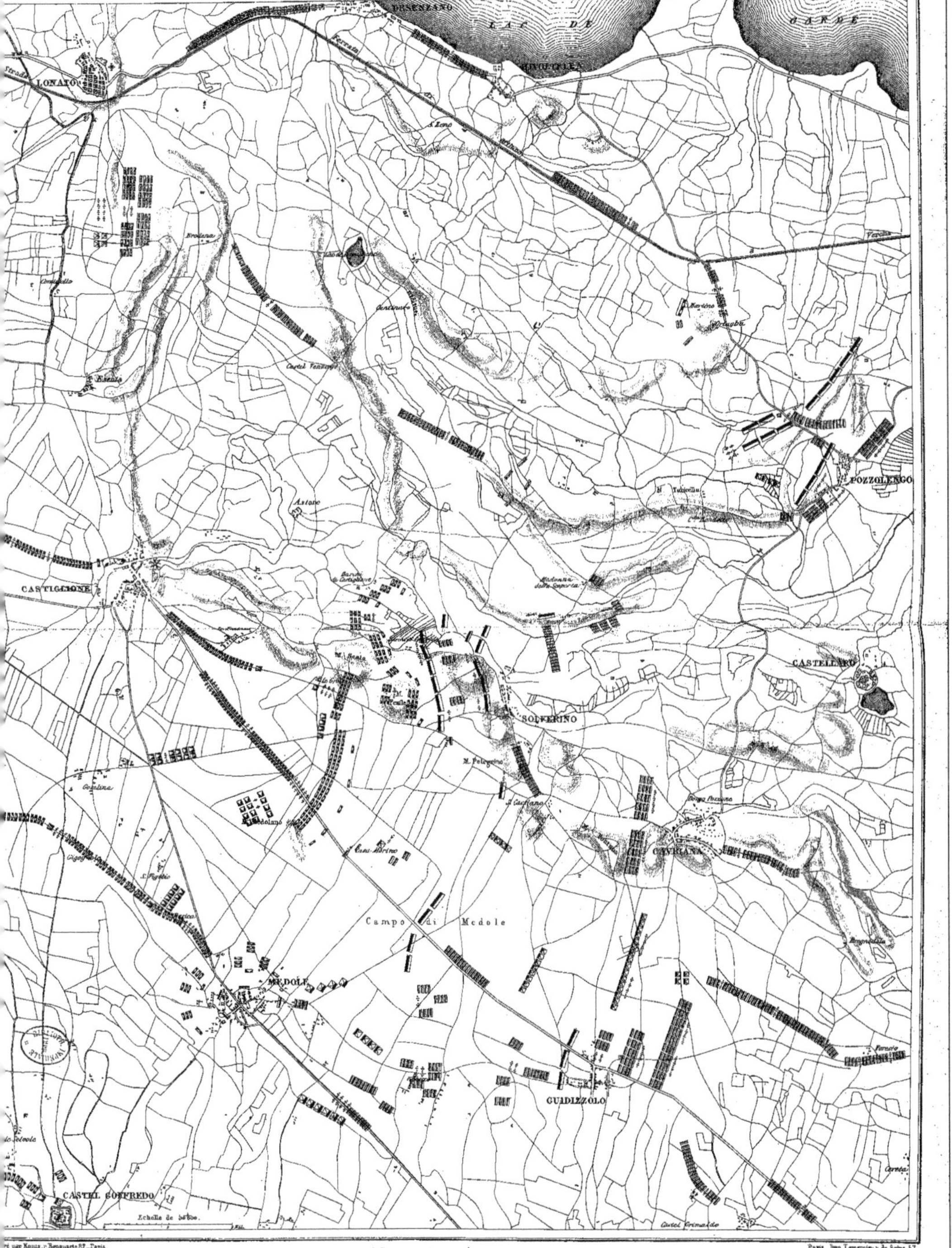

J. Domaine Libraire Editeur de l'Empereur.
Rue et Passage Dauphine 30.
Paris _ Imp. Lemercier, r. de Seine 57.

Campagne de Napoléon III.

BATAILLE DE SOLFERINO. 24 Juin 1859.

Positions de 8 à 11 heures.

Pl.

Rapport Médico-Chirurgi

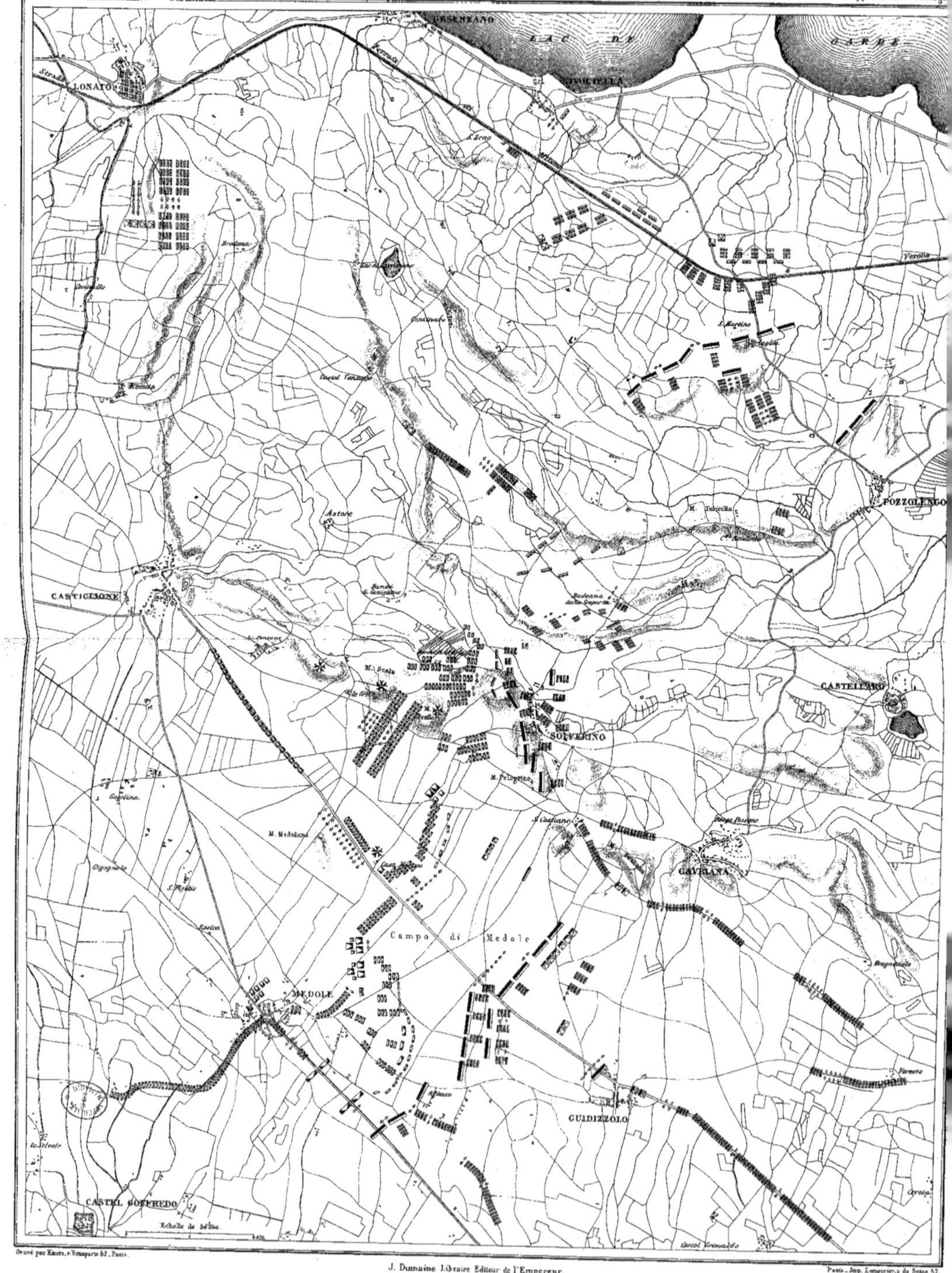

Gravé par Kautz, r. Bonaparte 82, Paris.

J. Dumaine Libraire Editeur de l'Empereur.

Rue et Passage Dauphine 30.

Paris, Imp. Lemercier r. de Seine 57.

BATAILLE DE SOLFERINO

24 Juin, 1er moment de 3 à 6 heures du matin, 2e moment de 6 à 8 heures. 3e moment de 8 à 11 heures.

Pl. 91

Campagne de l'Empereur Napoléon III en Italie.

1re Carte d'ensemble.

Rapport Médico-Chirurgical.

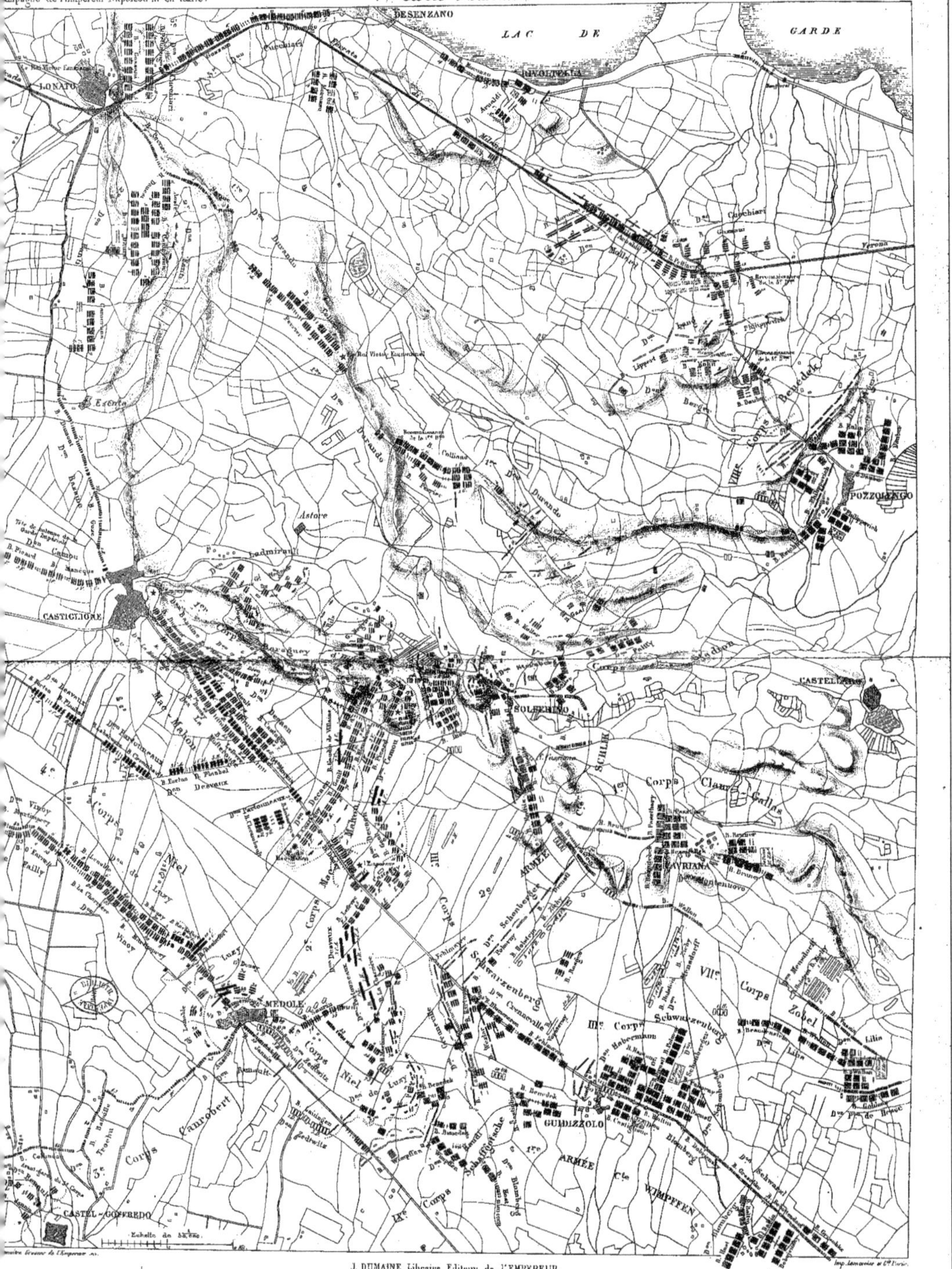

J. DUMAINE Libraire Éditeur de L'EMPEREUR.

Rue et Passage Dauphine 30.

BATAILLE DE SOLFERINO. 24 Juin 1859.

Positions de 11 heures à 1 heure et demie.

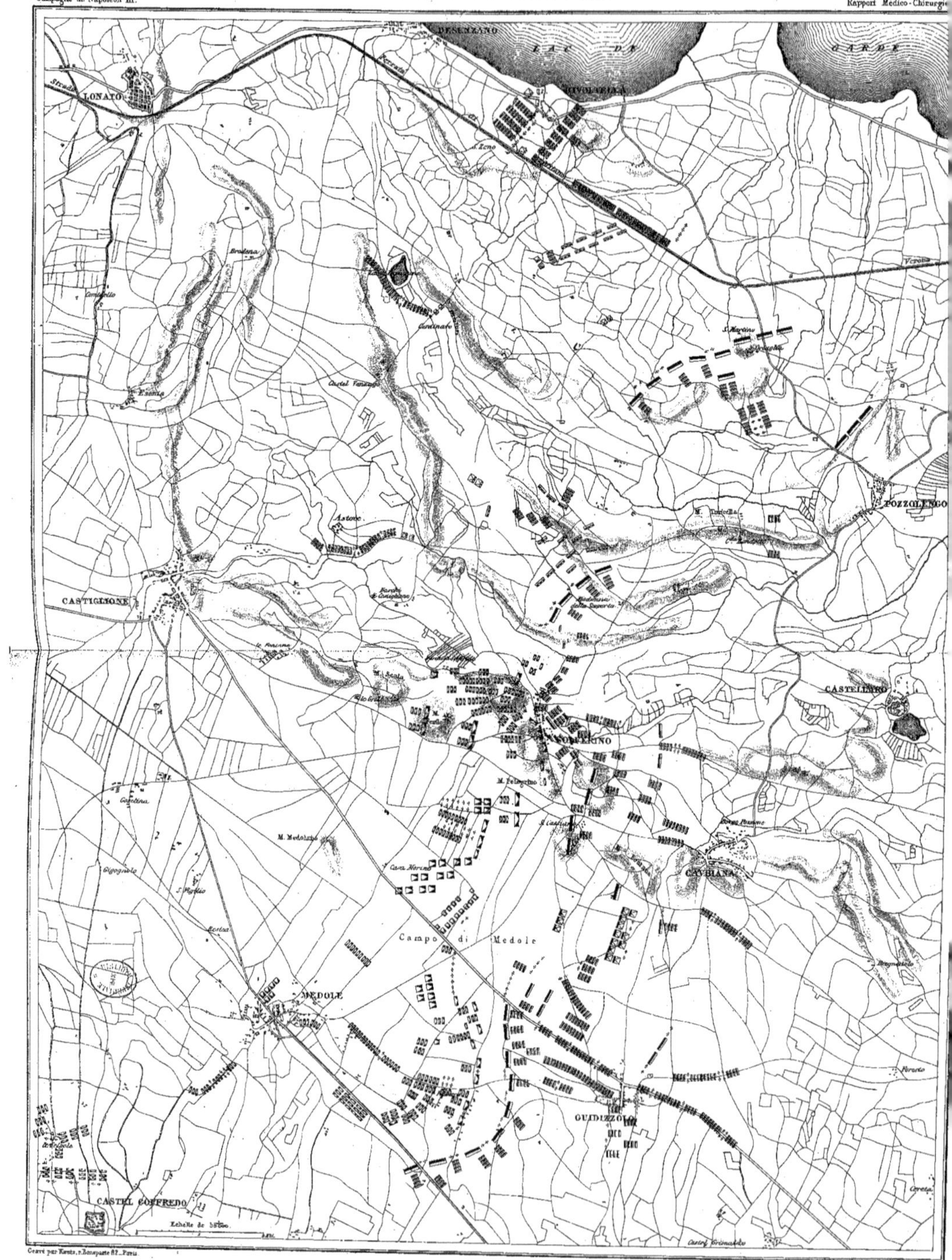

Gravé par Kautz, r. Bonaparte 82 _ Paris.
J. Dumaine, Libraire Éditeur de l'Empereur.
Rue et Passage Dauphine 30.
Paris _ Imp. Lemercier, r. de Seine 57.

…agne de Napoléon III.

BATAILLE DE SOLFERINO. 24 Juin 1859.

Positions de 1 heure et demie à 4 heures.

Pl. 93

Rapport Médico-Chirurgical.

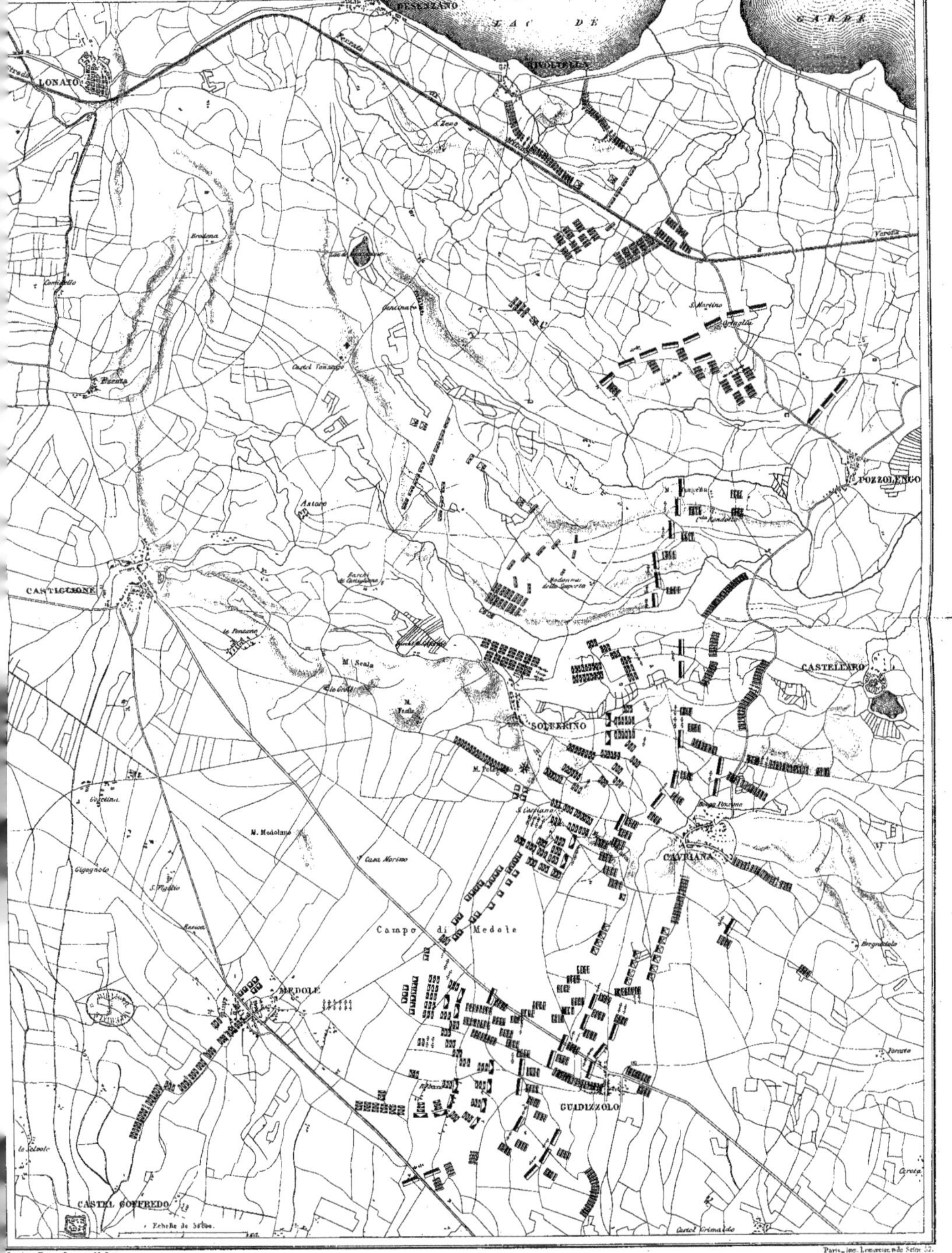

Gravé par Kautz, r. Bonaparte 82, Paris.

J. Dumaine Libraire Editeur de l'Empereur.

Rue et Passage Dauphine 30.

Paris, Imp. Lemercier, r. de Seine 57.

BATAILLE DE SOLFERINO. 24 Juin 1859.

Positions de 4 heures à la fin de la Bataille.

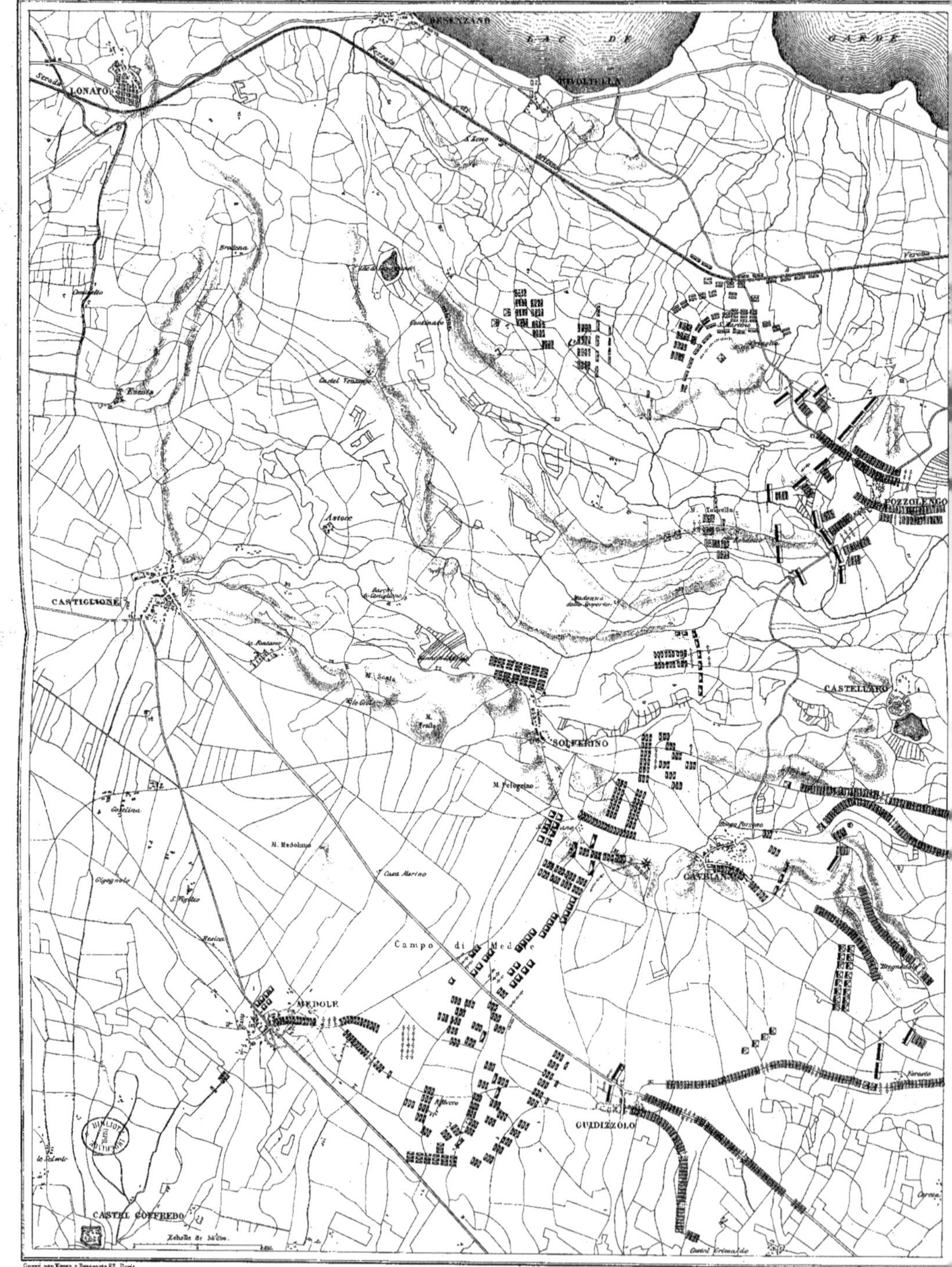

Gravé par Kreux, r. Bonaparte 82. Paris.

J. Dumaine Libraire Éditeur de l'Empereur.
Rue et Passage Dauphine 30.

Paris _ Imp. Lemercier, r. de Seine 57

BATAILLE DE SOLFERINO

24 Juin, 4e moment de 11 heures à 1 heure et demie. 5e moment de 1 heure et demie à 4 heures. 6e moment de 4 heures à la fin de la Bataille.

Pl. 95

ampagne de l'Empereur Napoléon III en Italie.

2me Carte d'ensemble.

Rapport Médico-Chirurgical.

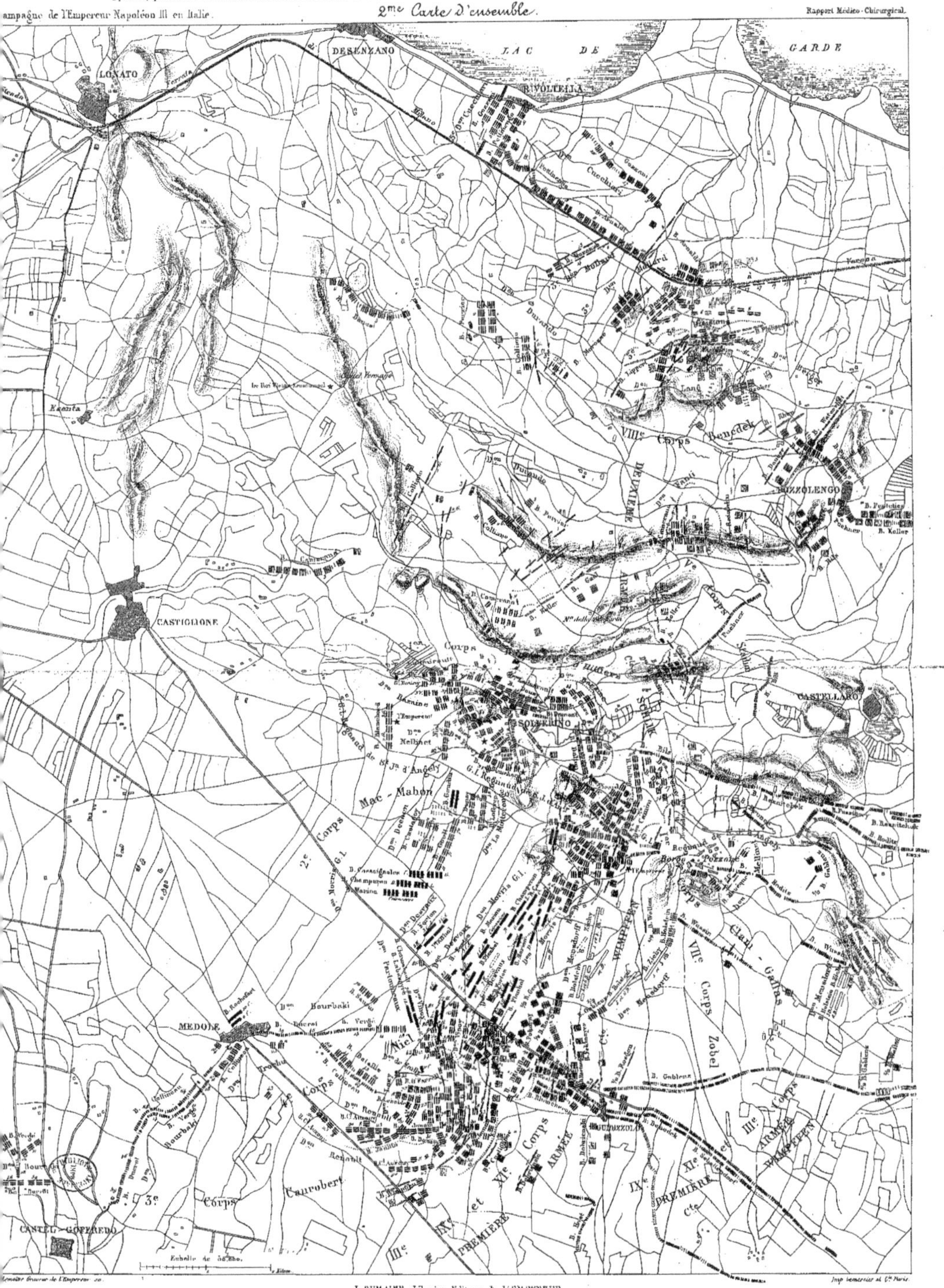

Lemaître Graveur de l'Empereur sc.

Imp. Lemercier et Cie Paris.

J. DUMAINE Libraire Editeur de L'EMPEREUR.

Rue et Passage Dauphine 30.

Campagne de Napoléon III.

POSITIONS DU 24 JUIN.

Rapport Médico-Chirurgical.

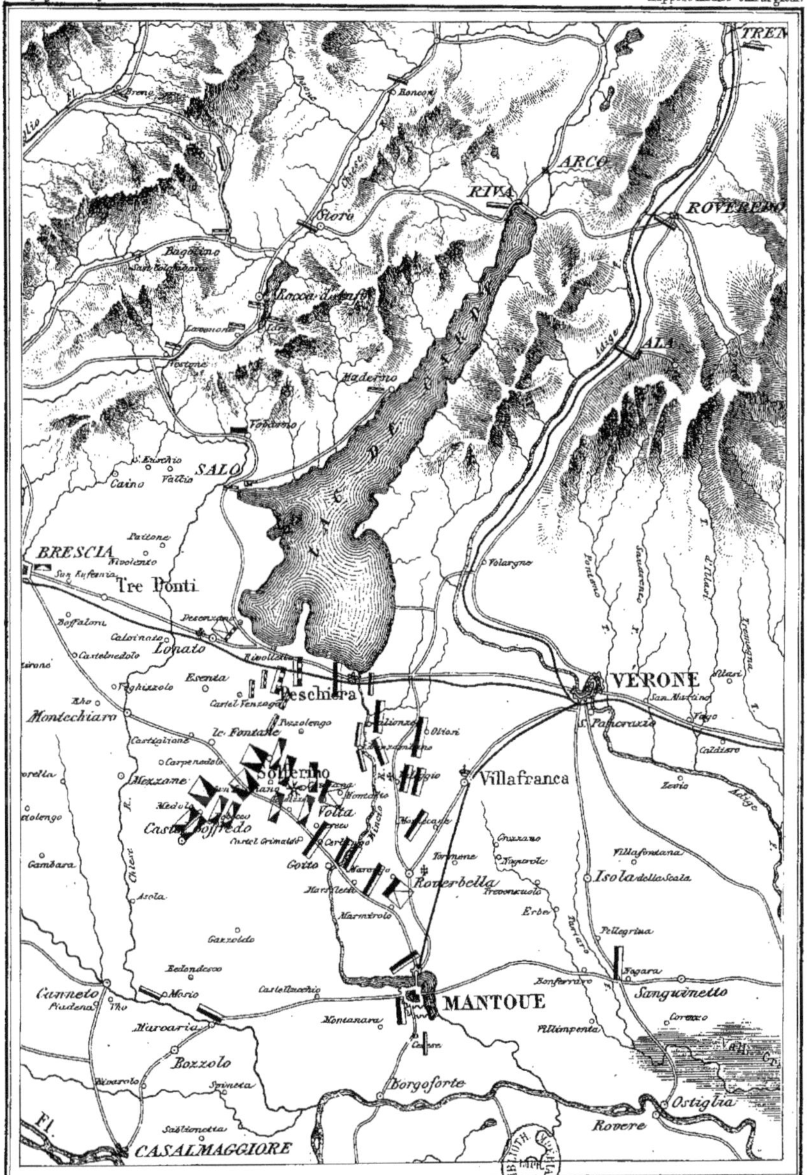

TREN
Breno
Roncon
ARCO
RIVA
ROVEREDO
Storo
Bagolino
Rocca d'Anfo
Idro
Vestone
ALA
Maderno
Vobarno
S. Eusebio
SALO
Caino
Vallio
Paitone
BRESCIA
Nivolento
San Eufemia
Tre Ponti
Volargne
Boffaloni
Desenzano
Calcinato
Lonato
Castelnedolo
Rivoltella
Peschiera
VÉRONE
Esenta
Castel Venzago
Montechiaro
Pozzolengo
Le Fontane
Olioci
Castiglione
Carpenedolo
Solferino
Villafranca
S. Pancrazio
San Martino
Vago
Caldiero
Mezzane
Medole
Castel Goffredo
Volta
Monzambano
Castel Grimaldo
Cerlungo
Goito
Marengo
Mozzecane
Roverbella
Tormene
Nogarole
Villafontana
Isola della Scala
Zevio
Adige
Gambara
Asola
Chiese
Marmirolo
Erbe
Pellegrina
Gazzoldo
Belondesco
Castellucchio
Bonferraro
Nogara
Sanguinetto
Canneto
Piadena
Marcaria
MANTOUE
Montanara
Villimpenta
Cerea
Bozzolo
Borgoforte
Ostiglia
Sabbionetta
Rovere
CASALMAGGIORE

Gravé par Kautz.

J. Dumaine Libraire Editeur de l'Empereur
Rue et Passage Dauphine 30.

Paris lith. Lemercier.

Pl.97

Campagne de Napoléon III

POSITIONS DU 25 JUIN.

Rapport Médico-Chirurgical.

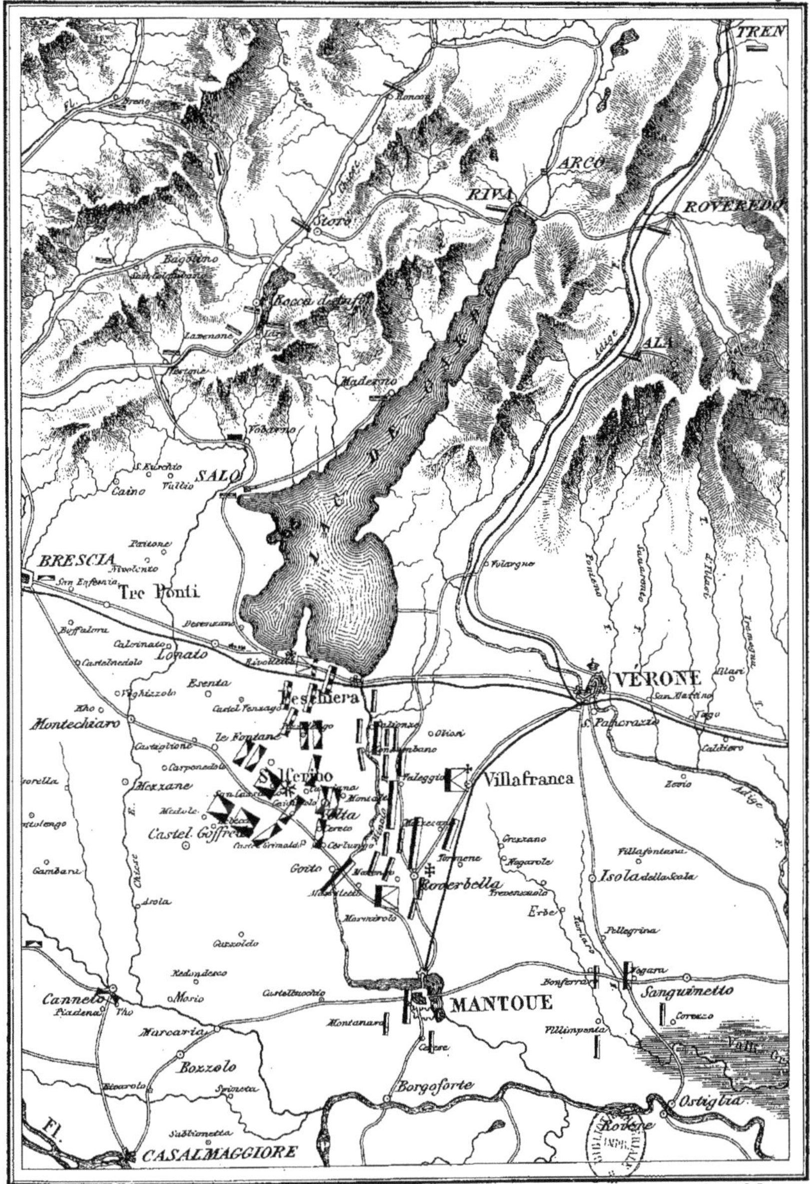

Gravé par Kautz.

Paris. lith. Lemercier.

J. Dumaine Libraire Editeur de l'Empereur

Rue et Passage Dauphine 30.

Campagne de Napoléon III. — POSITIONS DU 26 JUIN — Rapport Médico-Chirurgical.

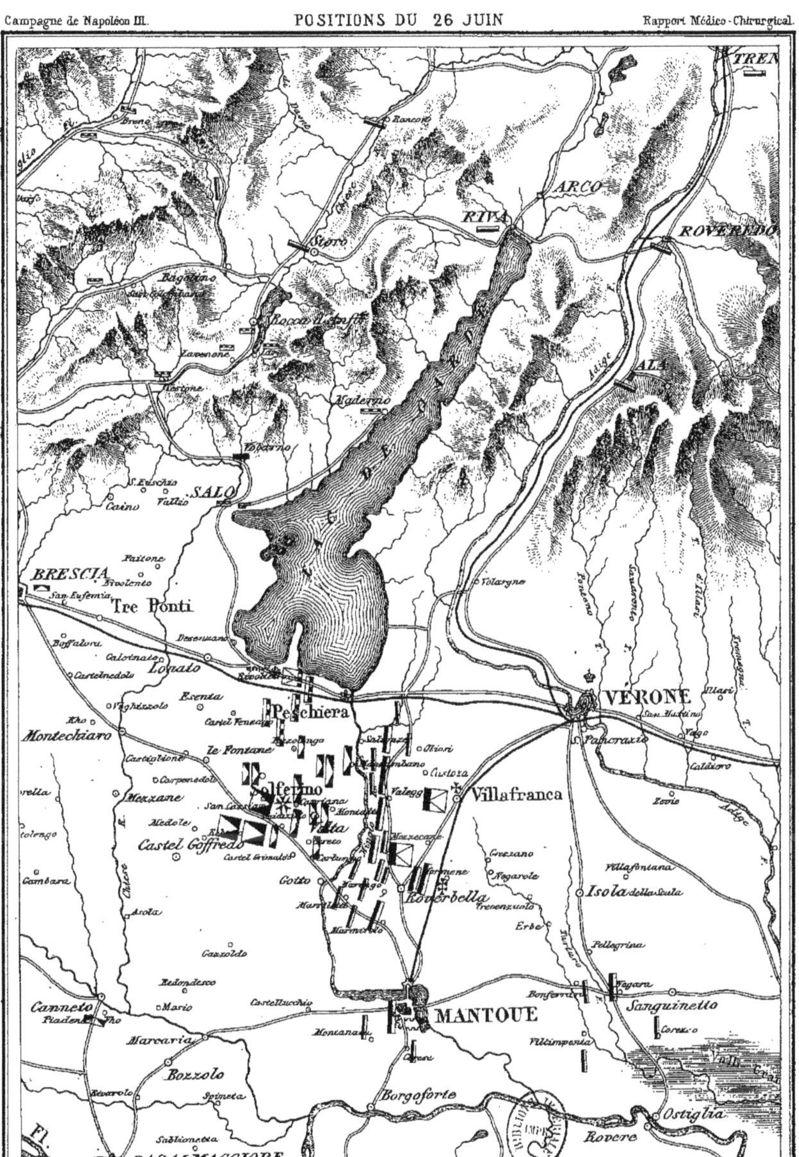

Gravé par Bazin.

Paris. Lith. Lemercier.

J. Dumaine Libraire Editeur de l'Empereur.
Rue et Passage Dauphine 30.

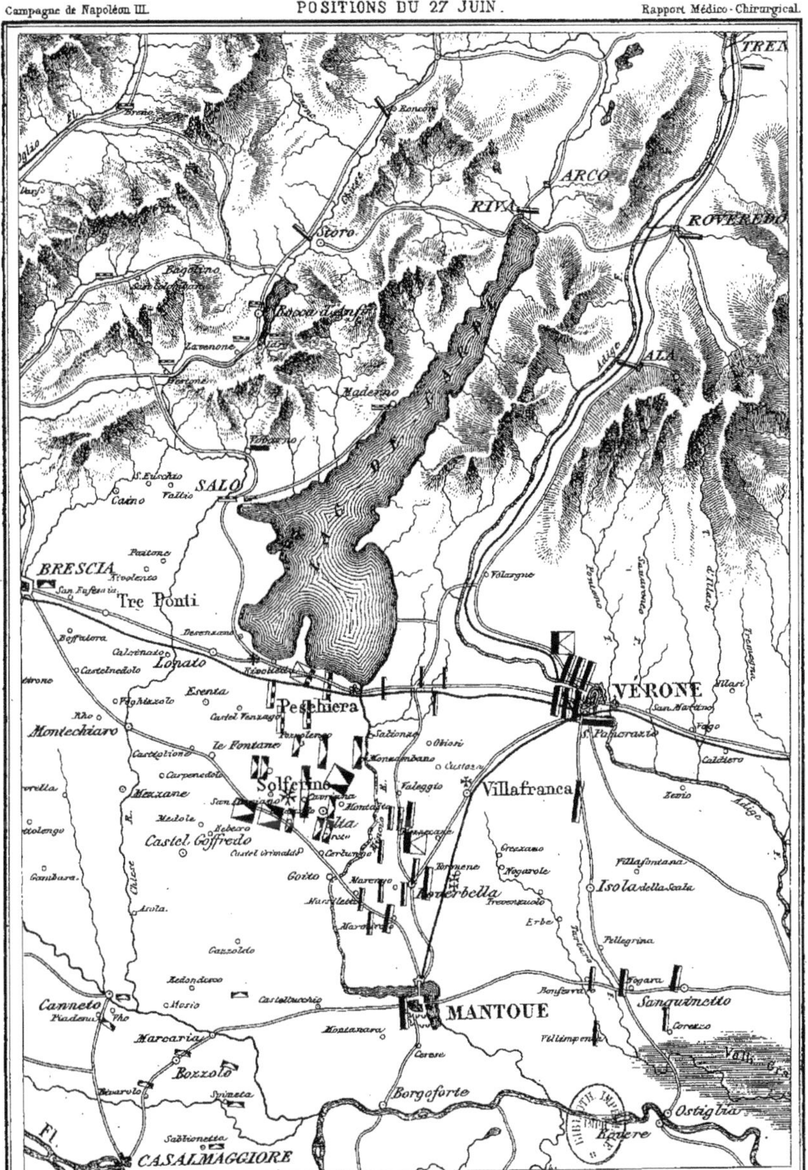

Gravé par Kautz. Paris: Lith. Lemercier.

J. Dumaine Libraire Editeur de l'Empereur.
Rue et Passage Dauphine, 30.

Campagne de Napoléon III — **POSITIONS DU 28 JUIN.** — Rapport Médico-Chirurgical.

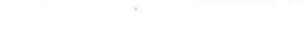

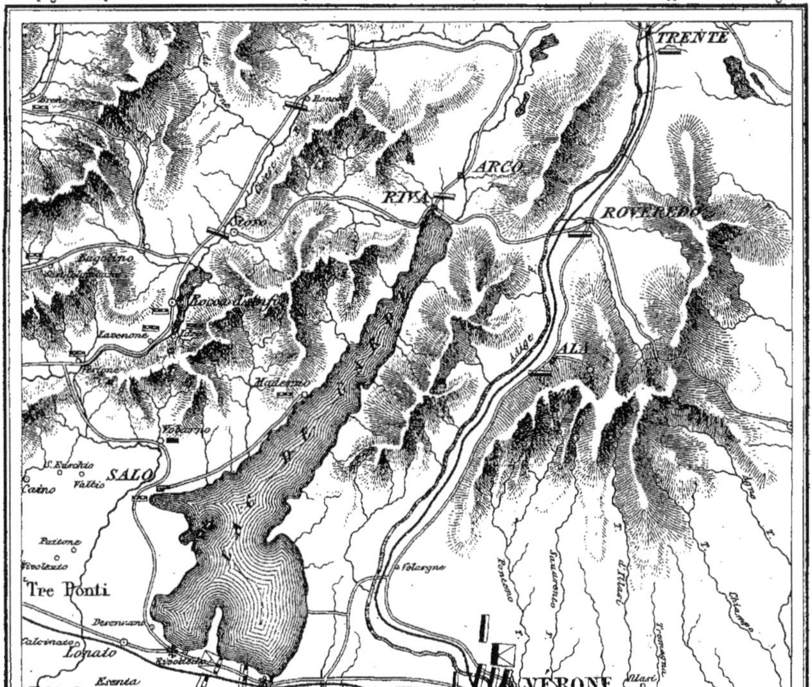
TRENTE
ARCO
RIVA
ROVEREDO
ALA
Adige
SALO
Tre Ponti
Desenzano
Lonato
Peschiera
Pozzolengo
Castiglione
Solferino
Cavriana
Medole
Volta
Castel Goffredo
Goito
Valeggio
Custoza
Villafranca
VERONE
San Martino
Roverbella
Isola della Scala
MANTOUE
Sanguinetto
Legnago
Marcaria
Bozzolo
Borgoforte
Ostiglia
Revere
CASALMAGGIORE

Gravé par Kautz. — Paris. Lith. Lemercier.

J. Dumaine Libraire Editeur de l'Empereur
Rue et Passage Dauphine 30.

POSITIONS DU 29 JUIN.

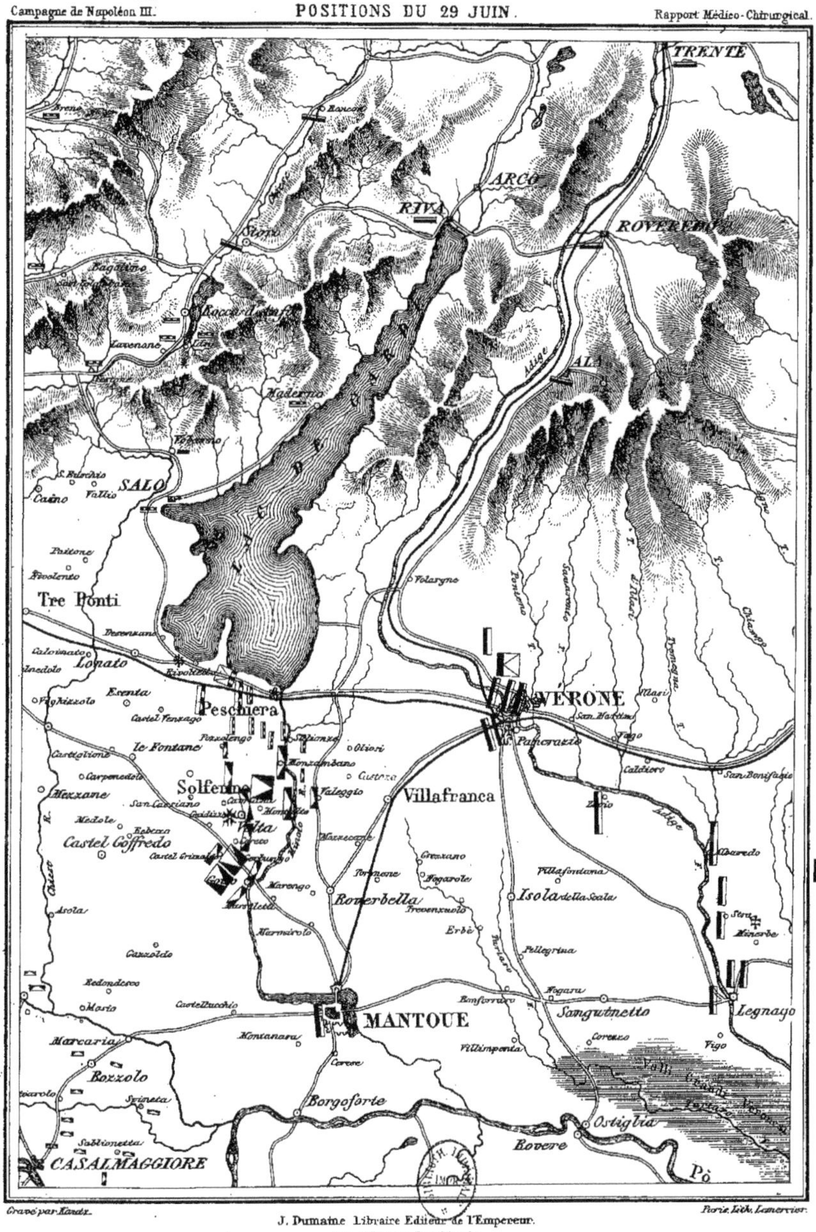

TRENTE
ARCO
RIVA
ROVEREDO
ALA
Adige
SALO
Maderno
Tre Ponti
Lonato
Desenzano
Peschiera
Pozzolengo
Solferino
Volta
Castel Goffredo
Castiglione
Medole
Monzambano
Valeggio
Custoza
Villafranca
VÉRONE
San Pancrazio
Isola della Scala
Roverbella
Marmirolo
Goito
MANTOUE
Sanguinetto
Legnago
Borgoforte
Ostiglia
Bozzolo
Marcaria
Sabbioneta
CASALMAGGIORE
Pô

Gravé par Kaatz. Paris, Lith. Lemercier.
J. Dumaine Libraire Editeur de l'Empereur.
Rue et Passage Dauphine 30.

Campagne de Napoléon III. **POSITIONS DU 30 JUIN.** Rapport Médico-Chirurgical.

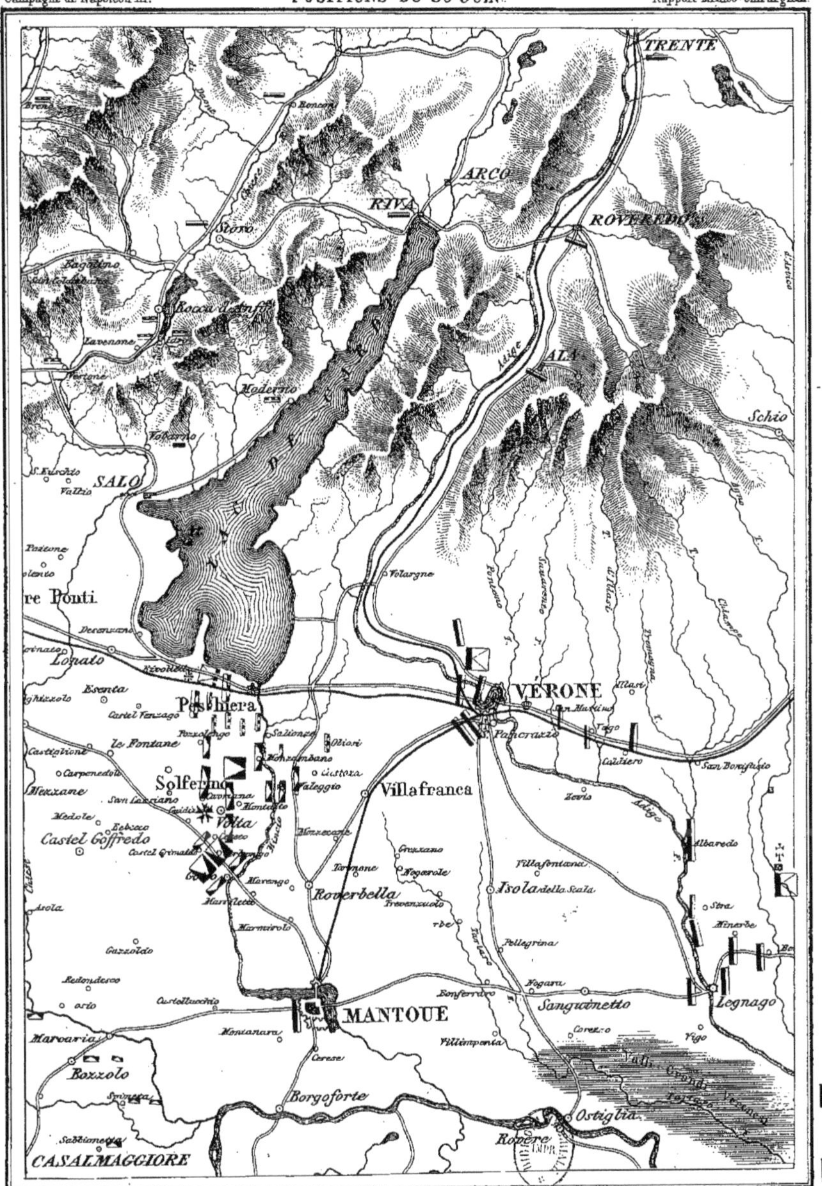

Gravé par Kautz. Paris. lith. Lemercier.

J. Dumaine Libraire Editeur de l'Empereur.
Rue et Passage Dauphine 30.

POSITIONS DU 1er JUILLET.

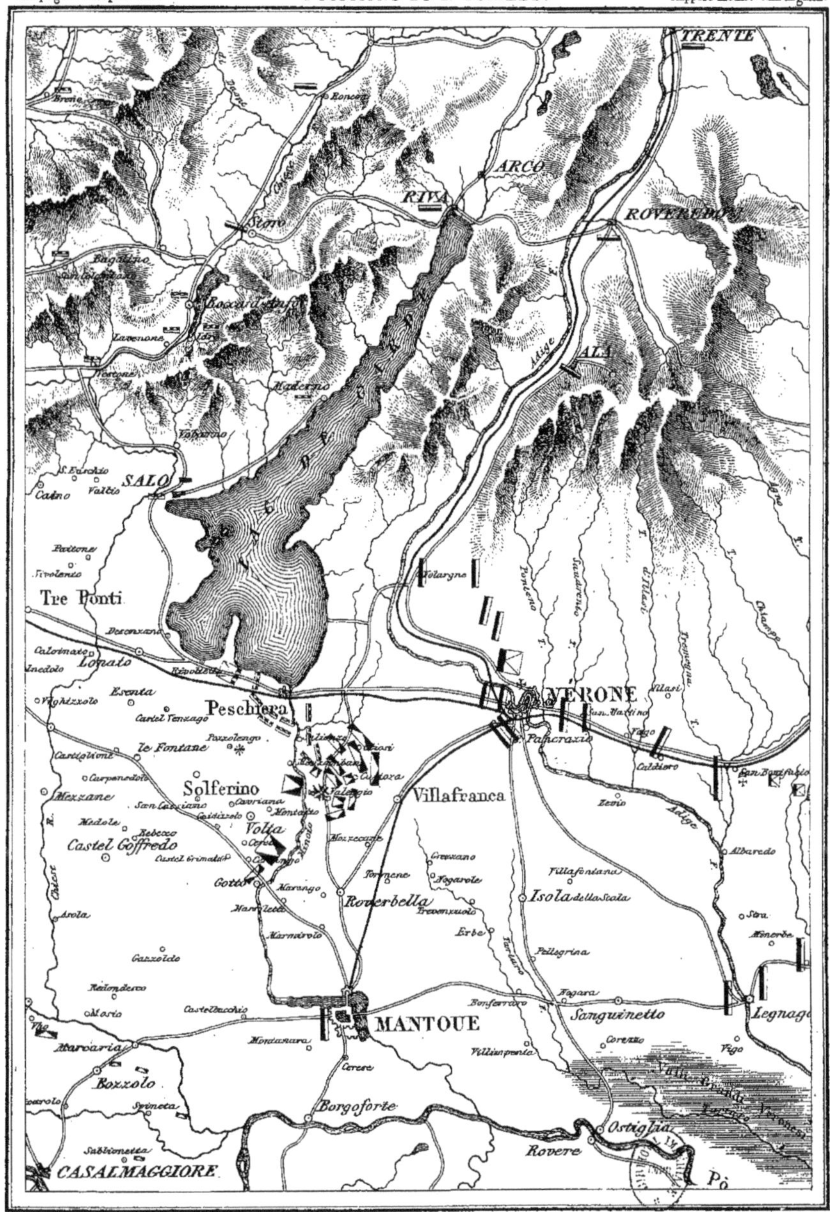

Gravé par Kautz.

Paris. Lith. Lemercier.

J. Dumaine Libraire Editeur de l'Empereur
Rue et Passage Dauphine 30.

Campagne de Napoléon III. POSITIONS DU 2 JUILLET. Rapport Médico-Chirurgical

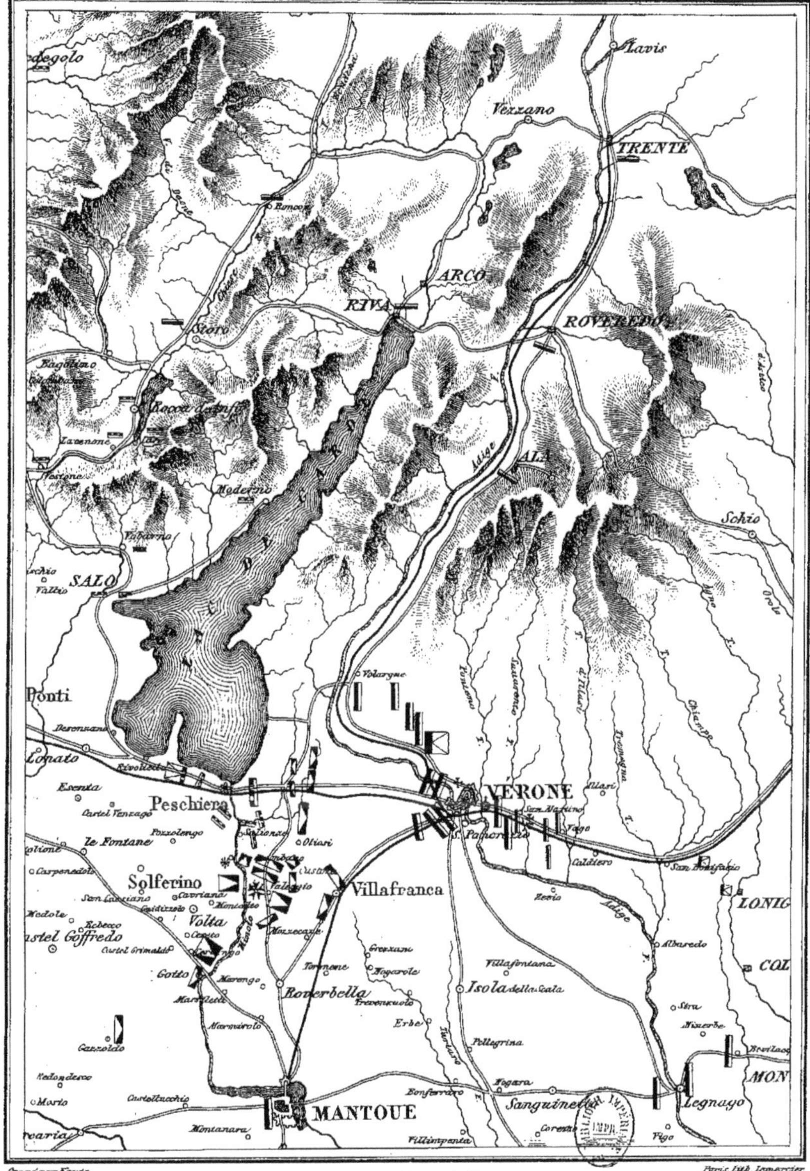

Gravé par Kautz.

J. Dumaine Libraire Editeur de l'Empereur.
Rue et Passage Dauphine 30.

Paris. Lith. Lemercier.

Campagne de Napoléon III.

POSITIONS DU 3 JUILLET

Rapport Médico-Chirurgical.

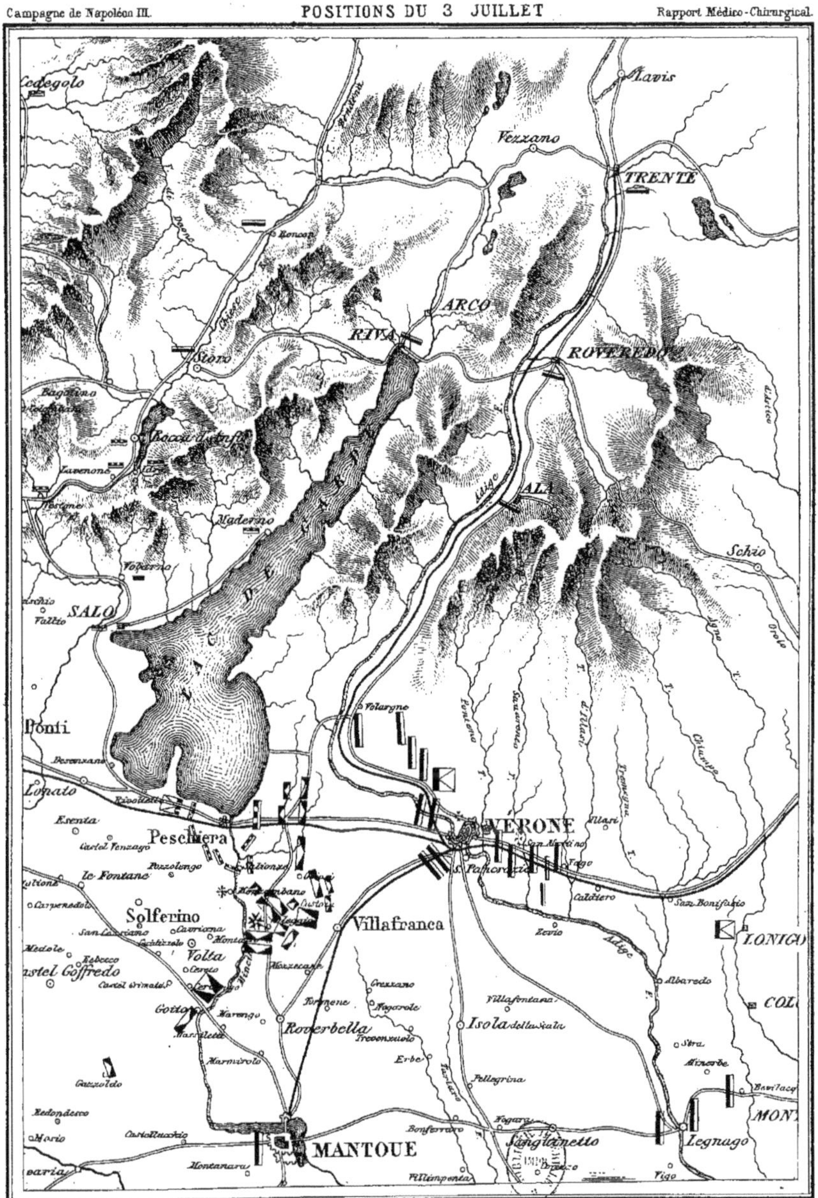

Gravé par Kautz.

Paris. Lith. Lemercier.

J. Dumaine Libraire Editeur de l'Empereur.
Rue et Passage Dauphine 30.

Campagne de Napoléon III. POSITIONS DU 4 JUILLET. Rapport Médico-Chirurgical.

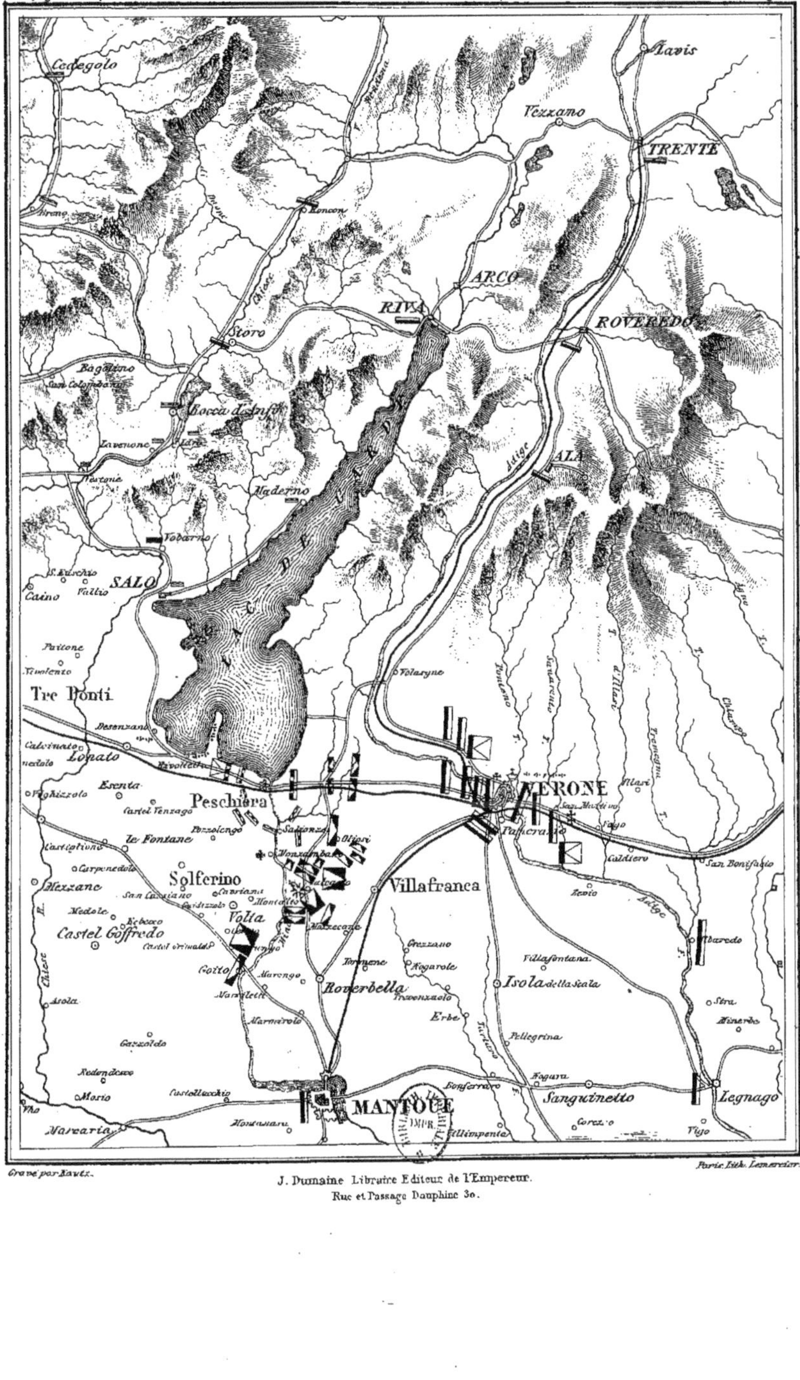

Gravé par Kautz. Paris. Lith. Lemercier.

J. Dumaine Libraire Editeur de l'Empereur.
Rue et Passage Dauphine 30.

Campagne de Napoléon III. POSITIONS DU 5 JUILLET. Rapport Médico-Chirurgical.

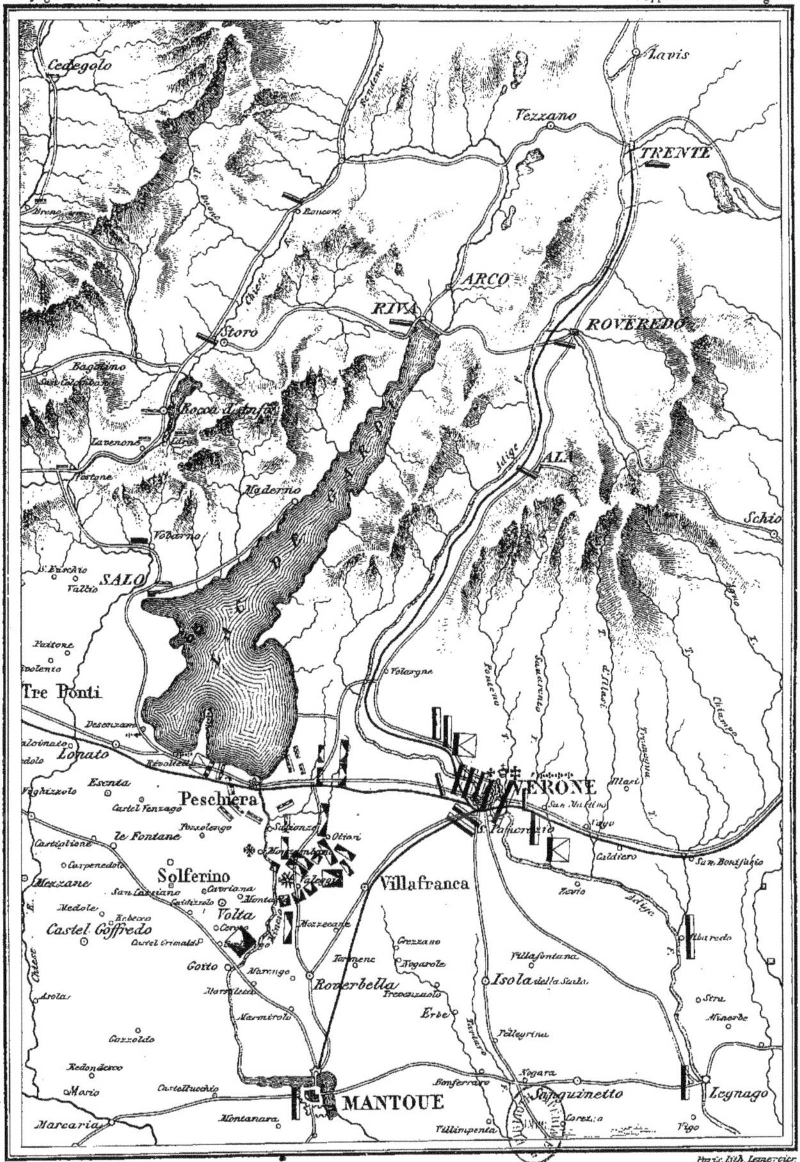

Gravé par Kautz. Paris, lith. Lemercier.

J. Dumaine Libraire Editeur de l'Empereur.
Rue et Passage Dauphine 30.

Campagne de Napoléon III

POSITIONS DU 6 JUILLET.

Rapport Médico-Chirurgical.

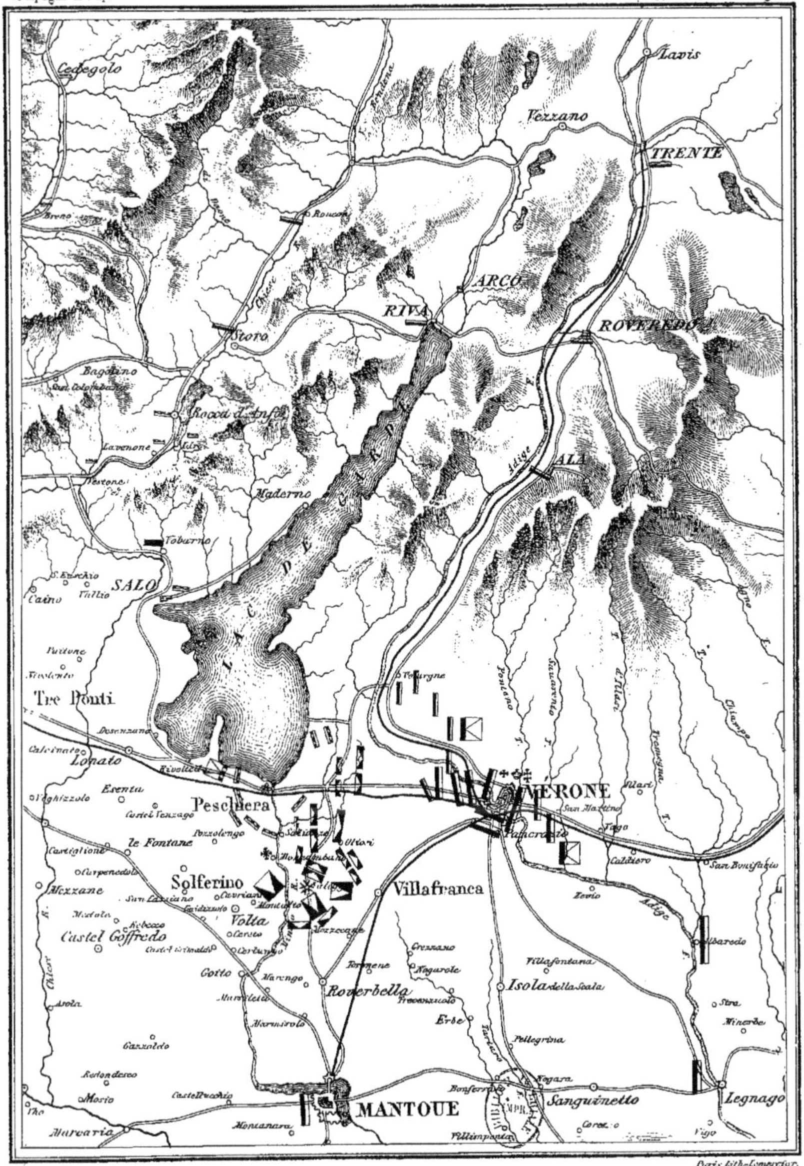

Gravé par Kautz.

Paris lith. Lemercier.

J. Dumaine Libraire Editeur de l'Empereur
Rue et Passage Dauphine 30.

VÉRONE

Campagne de Napoléon III. Rapport Médico-Chirurgical.

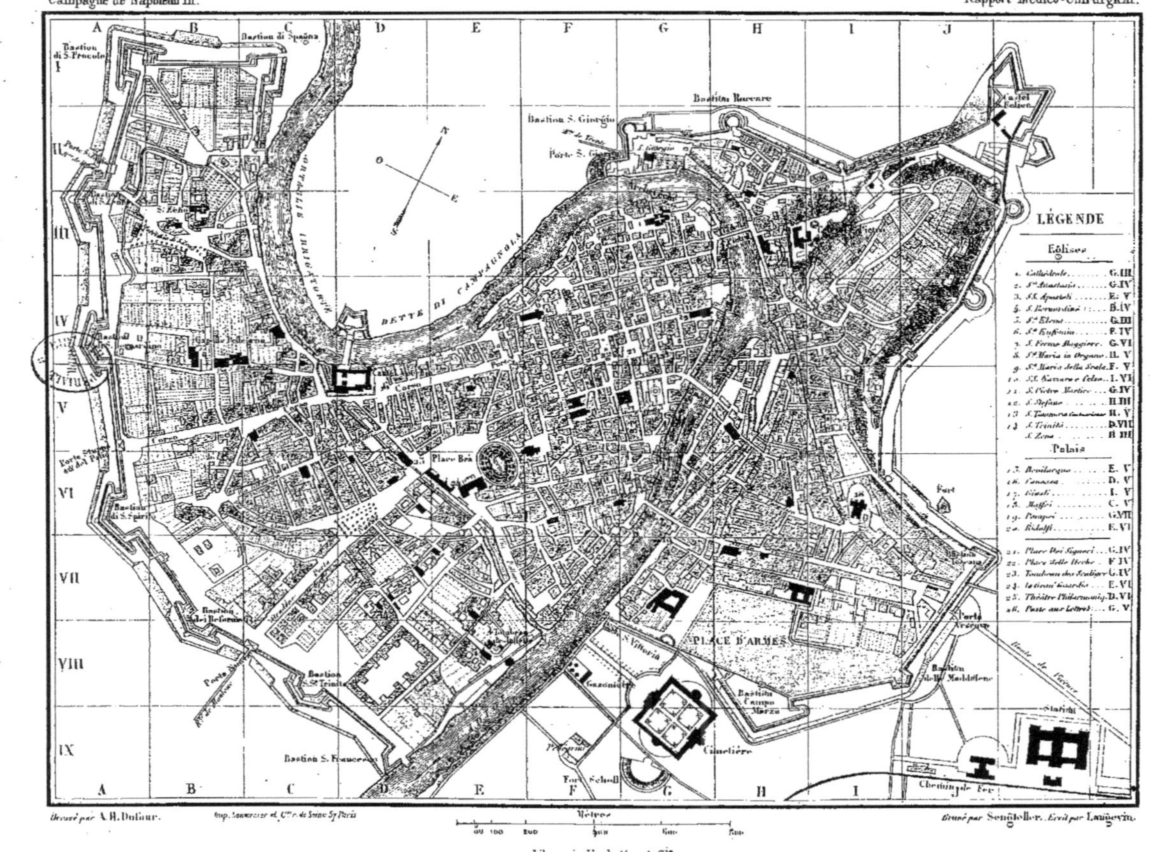

Librairie Hachette et Cie,
77 Boulevard St Germain

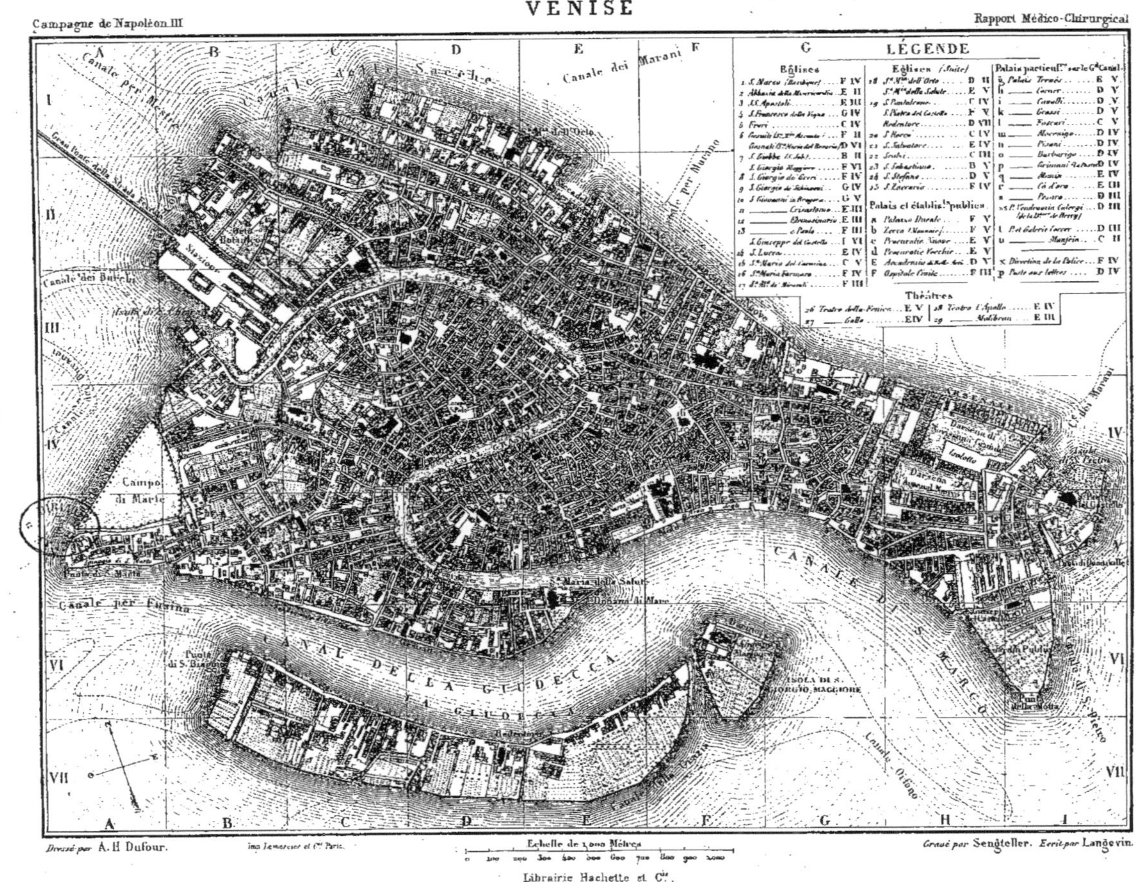

Librairie Hachette et C.ie,
Boulevard S.t Germain 77

POSITIONS DE L'ARMÉE FRANÇAISE DU 15 AU 20 JUILLET. T. I. Page 413

COME
BERGAME
NOVARE
Turbigo
Magenta
MILAN
MONZA
Gorgonzola
BRESCIA
Tre Ponti
SALO
VIGEVANO
MORTARA
Melegnano
LODI
CREMA
PAVIE
Belgiojoso
Pizzighettone
CRÉMONE
Canneto
Stradella
Montebello
VOGHERA
PLAISANCE
Monticelli
ALEXANDRIE
TORTONE
NOVI
CASALMAGGIORE
Solferino
Fiorenzola
Pô Fl.

Gravé par Kautz.

J. Dumaine Libraire Editeur de l'Empereur
Rue et Passage Dauphine 30

Imp. Lemercier & Cie Paris

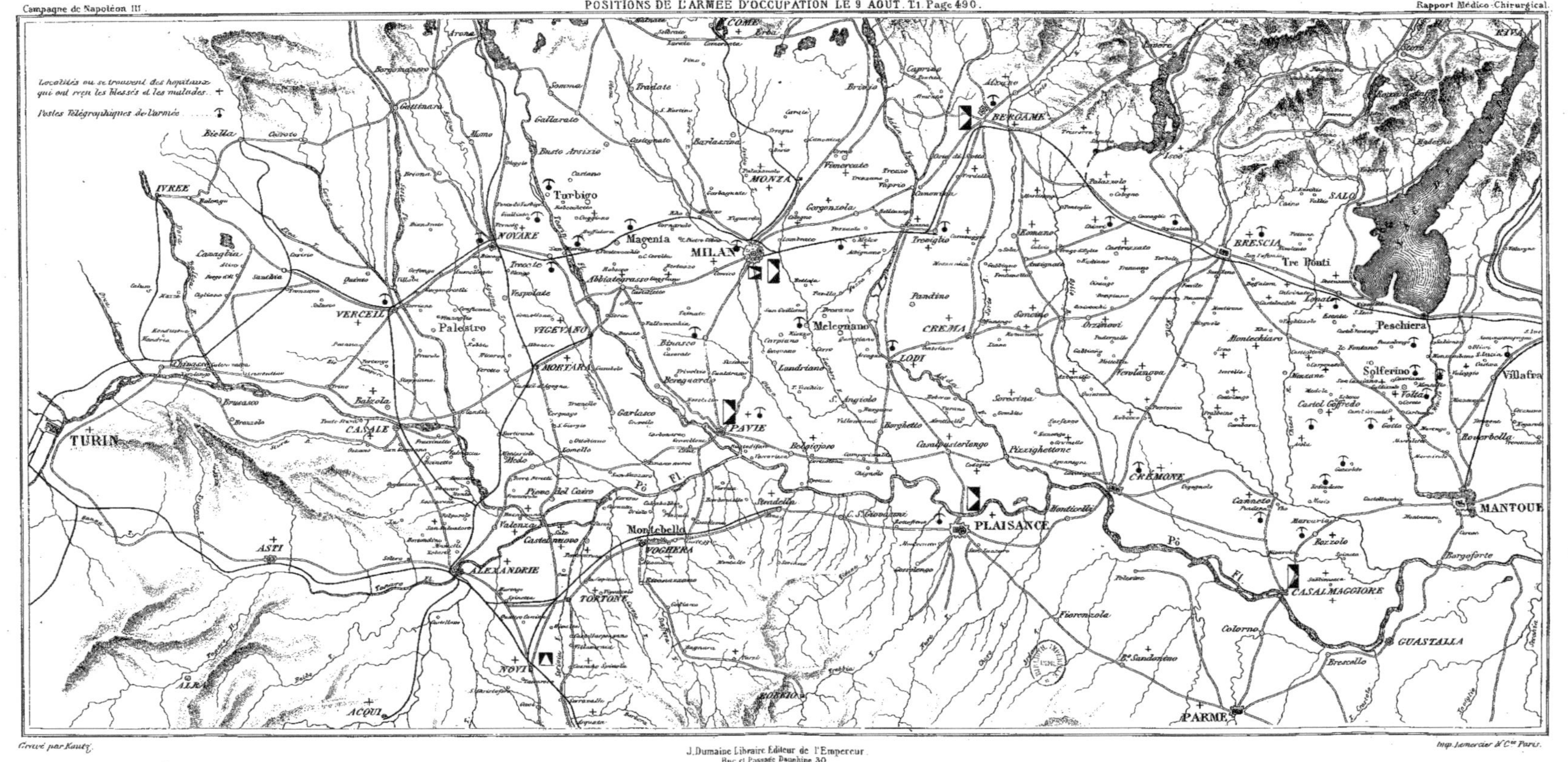

Gravé par Kautz. J. Dumaine Libraire Editeur de l'Empereur. Rue et Passage Dauphine 30. Imp. Lemercier & Cie Paris.

PLANCHE 113.

Fig. 1. — Cette balle a pénétré par la plante du pied gauche, l'homme étant à genoux, et s'est arrêtée au-dessous de la malléole interne où elle a été extraite. — Roman, Napoléon, 34e de ligne, Solférino.

Fig. 2. — Balle déformée en fracturant le côté gauche du menton et extraite au-dessous de l'angle droit du maxillaire inférieur. — Grubly, 2e zouaves, Solférino.

Fig. 3. — Balle déformée sur le côté gauche du frontal et extraite à l'hôpital divisionnaire d'Alexandrie.

Fig. 4. — Balle déformée sur la jambe, fracture du péroné ; elle présente l'impression du tissu en toile de la guêtre.

Fig. 5. — Fragment de balle divisée et déformée. Extrait de l'épaule droite. — Moreau, 1er zouaves.

Fig. 6. — Balle déformée sur la partie moyenne du fémur, cuisse gauche. — Ramel, 71e de ligne, Magenta.

Fig. 7. — Balle pénétrant à l'insertion du deltoïde et déformée sur l'humérus. La présence de cette balle n'a pas été reconnue. Cicatrisation de la plaie. Le blessé est évacué sur France. Formation d'un abcès profond au bras. Entré au Val-de-Grâce le 20 août 1859 ; incision, extraction de la balle au fond de l'abcès un peu au-dessus de l'épitrochlée. — Savoie, 100e de ligne.

Fig. 8. — Balle aplatie sur le tibia, porte l'empreinte des mors de la pince à extraction. — Monastère Majeur, à Milan, Marotte, 34e de ligne.

Fig. 9. — Cette balle pénètre vers le milieu du pli de l'aine, se divise en trois fragments sur divers objets contenus dans la poche du blessé, fracture l'os iliaque, et, l'un des fragments sort en dehors de l'épine iliaque au-dessus de l'articulation coxo-fémorale. Un mois après la blessure, extraction de deux fragments de balle et d'une médaille en cuivre entraînée par le projectile. Trois mois après, extraction d'un sou déformé en creux et entraîné aussi par le projectile. — Doudon, Pierre, 10e bataillon de chasseurs.

Fig. 10. — Balle déformée en fracturant le maxillaire inférieur. — Philippinka, 2e étranger.

Fig. 11. — Balle autrichienne non déformée, extraite des parties molles de la cuisse.

Fig. 12. — Balle autrichienne extraite d'une cartouche par S. M. l'Empereur Napoléon qui l'a donnée au médecin en chef baron Larrey, le 28 juin, à Cavriana.

BALLES FRANÇAISES DÉFORMÉES, EXTRAITES SUR DES BLESSÉS AUTRICHIENS.

PL. 113.

Campagne de Napoléon III. — Rapport Médico-Chirurgical

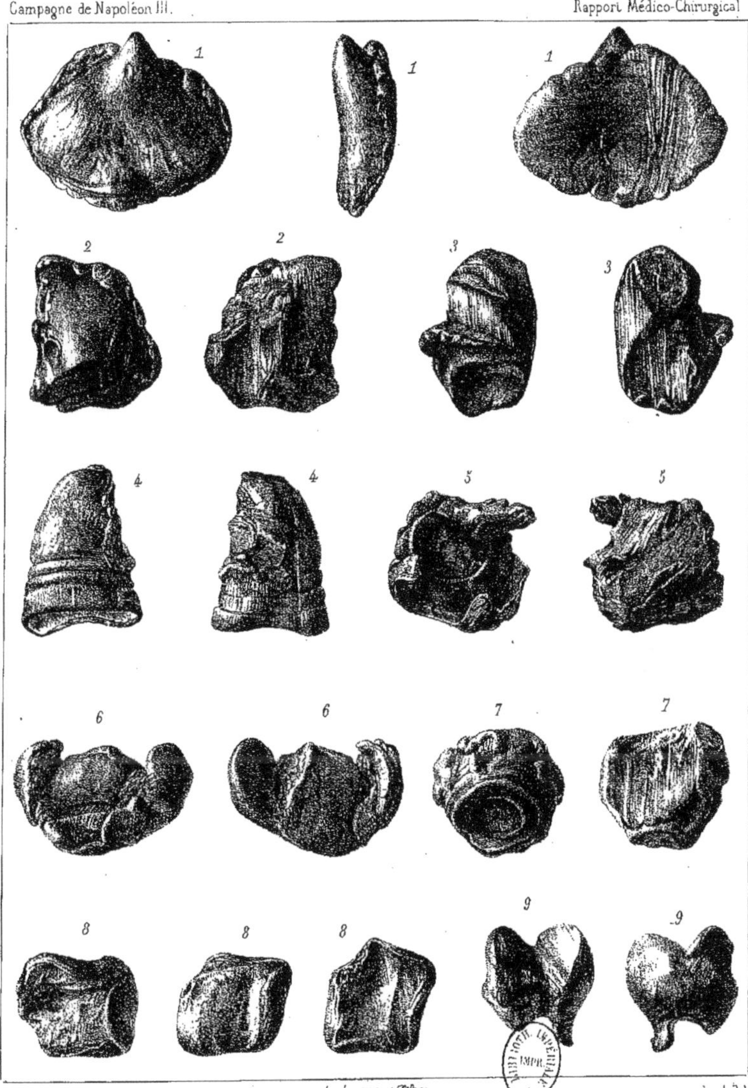

Ctesse de Nadaillac pinx — Imp Lemercier et Cie Paris — Jacob del

J. Dumaine Libraire Editeur de l'Empereur.
Rue et Passage Dauphine 30.

PLANCHE 114.

Fig. 1. — Balle de ricochet, déformée en partie sur un mur et en partie sur le fémur fracturé à sa partie moyenne, extraite le 3e jour.

Fig. 2. — Balle de ricochet, déformée sur un mur et extraite de la cuisse gauche sans fracture.

Fig. 3. — Balle de ricochet, déformée sur un mur et extraite du mollet, sans fracture.

Fig. 4. — Balle déformée et extraite des os du tarse fracturés.

Fig. 5. — Balle de ricochet, déformée sur un mur et extraite à la partie externe du tiers moyen de la cuisse droite après fracture du fémur.

Fig. 6. — Balle déformée sur le tibia qu'elle fracture.

Fig. 7. — Balle déformée sur le grand trochanter, fémur droit et extraite du bassin.

Fig. 8. — Fragment de balle divisée sur un mur et extraite des os du tarse.

Fig. 9. — Balle déformée sur la crête du tibia et adhérente à une grosse esquille extraite.

Campagne de Napoléon III

Rapport Médico-Chirurgical.

PL. 114.

BALLES AUTRICHIENNES DÉFORMÉES, EXTRAITES SUR DES BLESSÉS FRANÇAIS. ET BALLES, MODÈLE AUTRICHIEN.

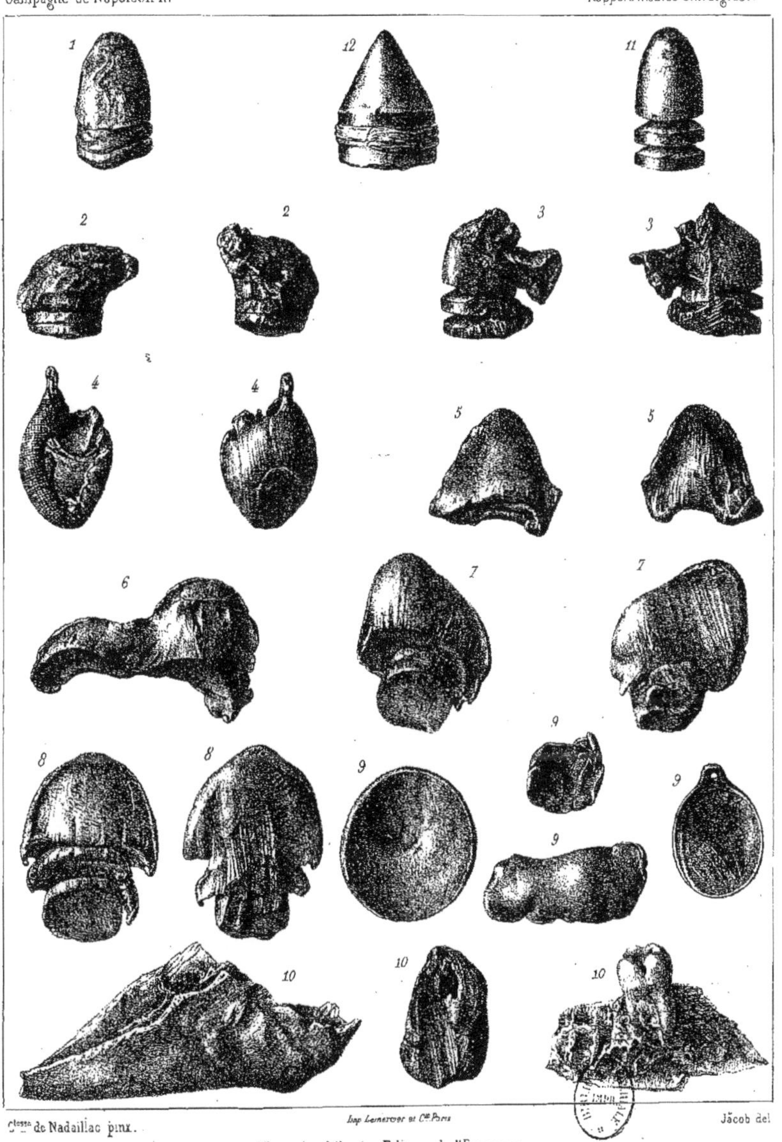

Ctesse de Nadaillac pinx. Imp. Lemercier et Cie Paris Jacob del

J. Dumaine Libraire Editeur de l'Empereur,
Rue et Passage Dauphine 30.

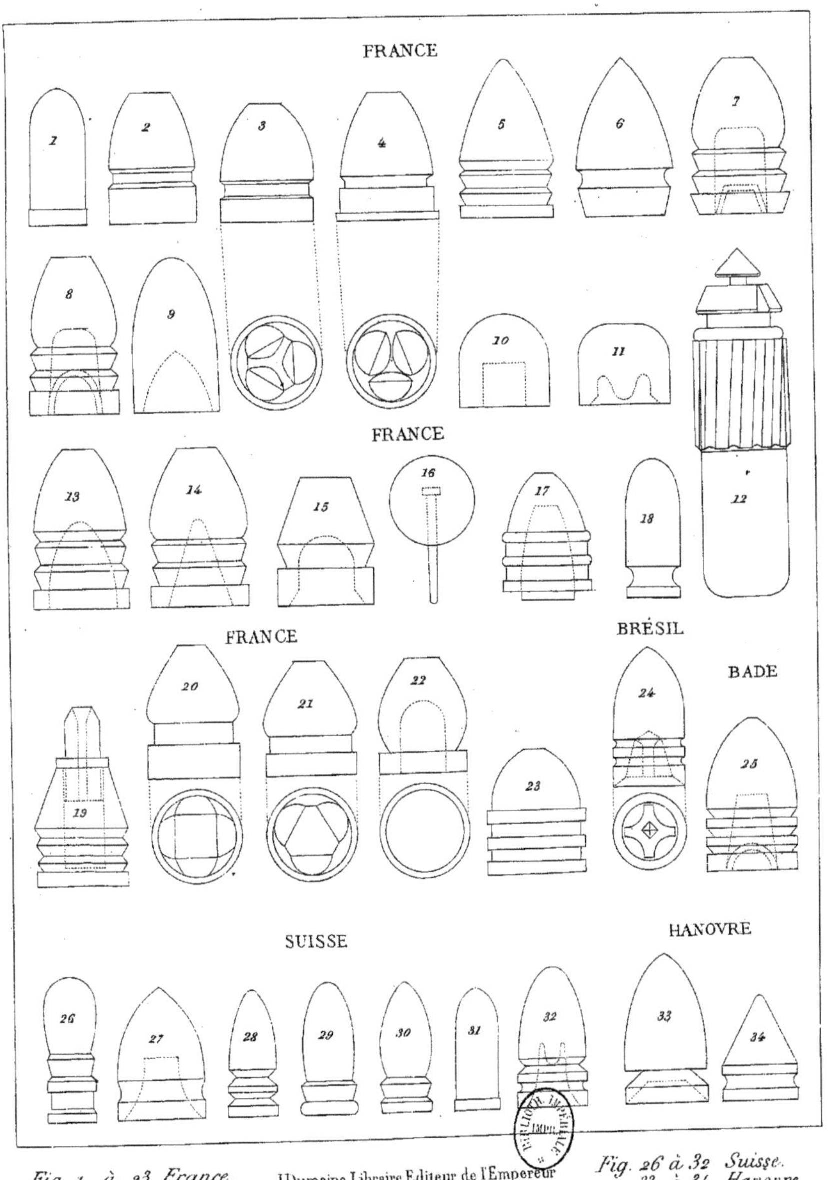

Fig. 1 à 23 France.
" 24 Brésil.
" 25 Bade.

Fig. 26 à 32 Suisse.
" 33 à 34 Hanovre.

J. Dumaine Libraire Editeur de l'Empereur
Rue et Passage Dauphine 30.

PROJECTILES DIVERS D'ARMES PORTATIVES

PL. 116.

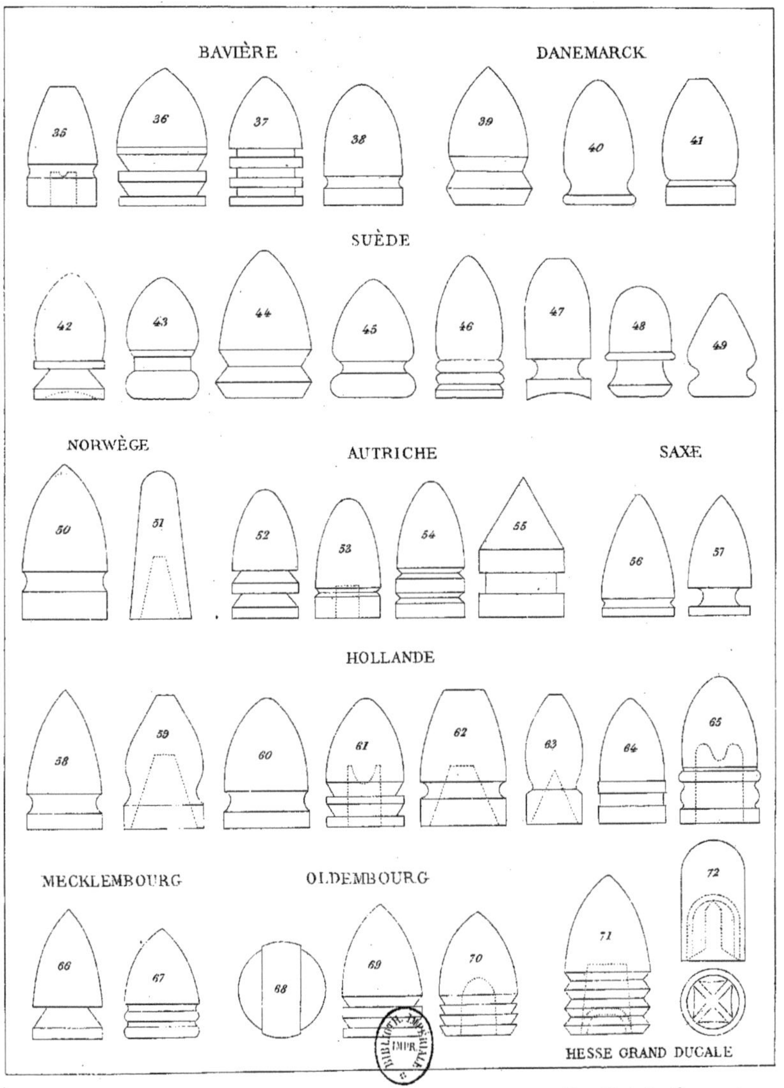

Fig. 35 à 38 *Bavière.*
" 39 à 41 *Danemarck.*
" 42 à 49 *Suède.*
50 à 51 *Norwège.*
" 52 à 55 *Autriche.*

Fig. 56 à 57 *Saxe. &c.*
" 58 à 65 *Hollande.*
" 66 à 67 *Mecklembourg.*
" 68 à 70 *Oldembourg.*
" 71 à 72 *Hesse.*

J. Dumaine Libraire Editeur de l'Empereur
Rue et Passage Dauphine 30.

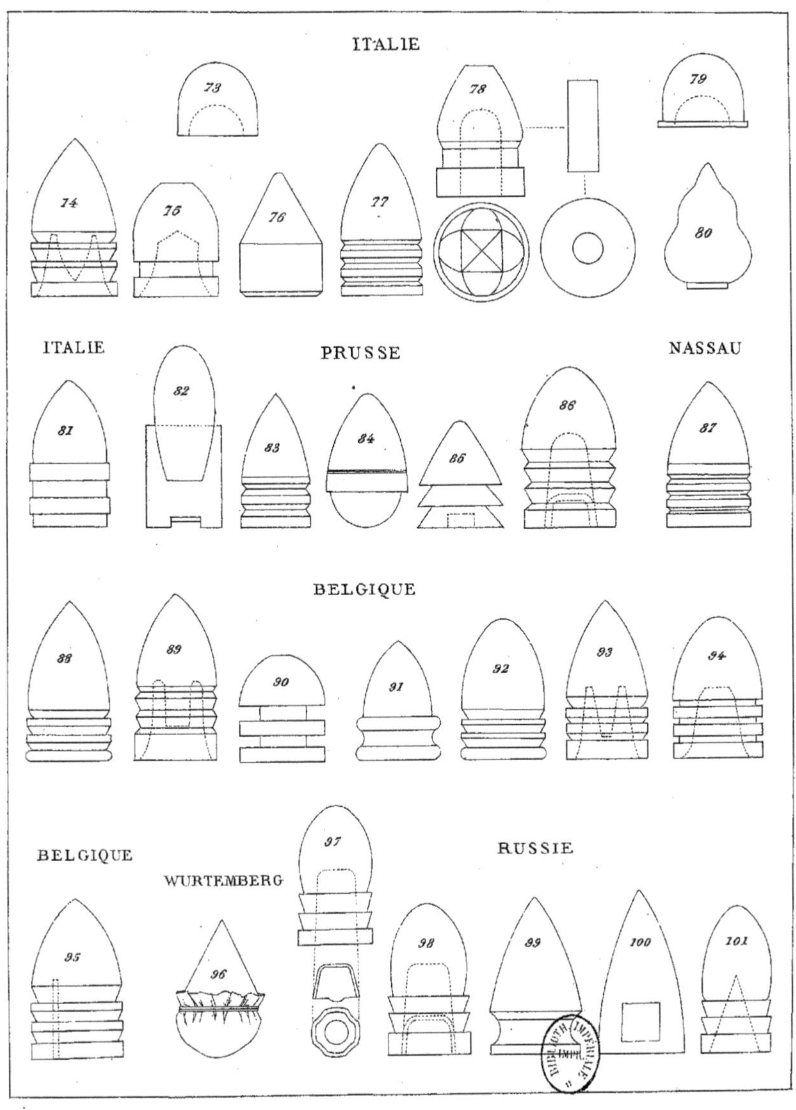

Fig. 73 à 81 Italie.
" 82 à 86 Prusse.
" 87 Nassau.

J. Dumaine Libraire Editeur de l'Empereur
Rue et Passage Dauphine 30.

Fig. 88 à 95 Belgique.
" 96 Wurtemberg.
" 97 à 101 Russie.

PROJECTILES DIVERS D'ARMES PORTATIVES. PL. 118.

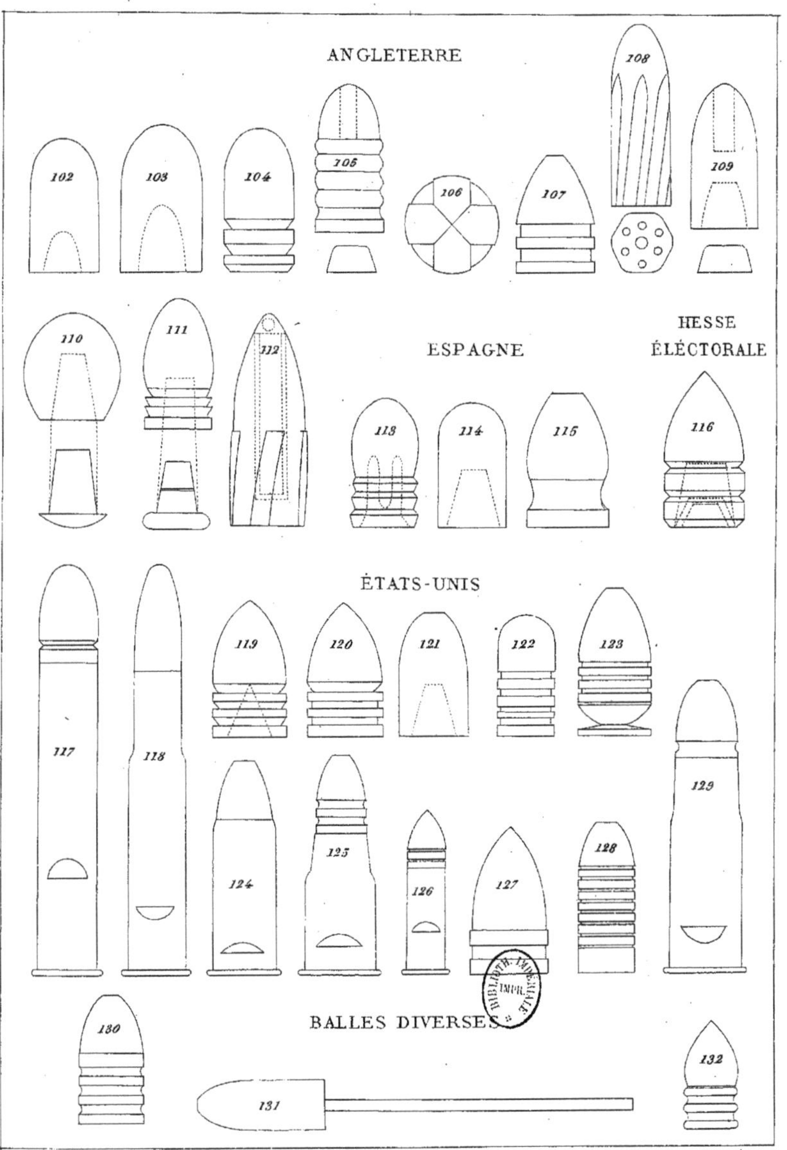

Imp. Lemercier & Cie Paris

Fig. 102 à 112 Angleterre.
„ 113 à 115 Espagne.
„ 116 Hesse Électorale.

J. Dumaine Libraire Éditeur de l'Empereur
Rue et Passage Dauphine 30.

Fig. 117 à 129 États-Unis.
„ 130 à 132 Diverses.

www.ingramcontent.com/pod-product-compliance
Ingram Content Group UK Ltd.
Pitfield, Milton Keynes, MK11 3LW, UK
UKHW012202240726
13966UKWH00002B/516